実践!
オーラルフレイル対応マニュアル

編者

平野　浩彦
飯島　勝矢
菊谷　　武
渡邊　　裕
戸原　　玄

公益財団法人東京都福祉保健財団

◆ はじめに ◆

　国民皆保険等の公的医療サービスの充実、そして主に中年期を対象として展開されている成人病予防（４大疾病予防）の効果等により、日本は世界に冠たる平均寿命の長い国となりました。さらに近年、その長さだけでなく質の視点から、「健康寿命」に注目が集まっています。健康寿命とは、健康上の問題で日常生活が制限されることなく生活できる期間のことですが、健康寿命を延ばすためには、要介護状態になる前の原因を予防する「介護予防」が大切となります。高齢期では、疾患予防と併せて「危険な老化の早期発見・早期対処」が重要視され、介護予防の概念が広まりました。また近年、そのヘルスプロモーション推進の基盤概念として、フレイル（Frailty）が注目されています。フレイルは、「加齢に伴う様々な機能変化や予備能力低下によって健康障害に対する脆弱性が増加した状態」と定義され、心身及び社会的といった多面的なささいなトラブルが連鎖して機能障害に至る、Friedらのフレイルモデルがその主流となっています。

　高齢者の口腔に目を転じると、80歳で20本の歯を残している8020（ハチマルニイマル）運動の達成者が５割に近付こうとしています。こういった中、高齢者の咀嚼（口腔）機能をより向上させるためには、歯数維持を中心とした口腔疾患予防だけでなく、「寿命」と同様な「量（年齢）」、そして「質（健康）」も維持することへの転換が求められています。現在の高齢期の口腔を取り巻く環境は、食べる機能を支えるインフラとして、う蝕（むし歯）及び歯周疾患等に対応する歯科医療、さらに脳卒中などによる食べる機能障害に対応する医療・介護保険等が整備されています。しかし、口腔疾患予防から口腔機能低下予防へのパラダイムシフトが健康寿命延伸に大きく寄与するにも関わらず、その転換が十分に進められていない現状があります。高齢期オーラルヘルスプロモーションのパラダイムシフトを進めるためには、誰でもなじめる可視化したモデルが必要です。そのモデル候補として、オーラルフレイルの概念が広がりつつあるのです。

　ささいな口のトラブルから始まる口腔機能の負の連鎖のモデルであるオーラルフレイル概念への理解に、本書が皆さまの一助になれば望外の喜びです。

2016年10月

平野浩彦

目 次

はじめに……………………………………………………………………………………………… i

第Ⅰ部　オーラルフレイルとは……………………………………………………………… 1

1　高齢者の口を取り巻く状況……………………………………………………………… 2
1　今なぜオーラルフレイルの概念が必要なのか　2
2　オーラルフレイル概念提言の経緯とその後　4

2　新概念「フレイル」、そして「オーラルフレイル」構築へ……………………………… 7
1　はじめに　7
2　少子高齢化社会：今まさにフレイル対策を軸としたパラダイム転換　7
3　フレイルの最大なる原因となるサルコペニア　8
4　高齢者の「食力」向上から健康長寿を目指す　9
5　フレイルモデル：強く求められる早期予防重視型システム　10
6　大規模高齢者フレイル予防研究・柏スタディーのねらい：「食べる」にこだわる　11
7　高齢者にとっての「食べること」の意義　11
8　健康長寿のための3つの柱：三位一体　12
9　新概念「オーラルフレイル」からフレイル対策を　13
10　終わりに：高齢者の健康づくりの枠組みと科学的検証の課題　14

3　オーラルフレイル各論1：栄養面のフレイル期………………………………………… 16

4　オーラルフレイル各論2：身体面のフレイル期・重度フレイル期………………… 20
1　はじめに　20
2　要介護高齢者に対する摂食嚥下機能の評価　20
3　摂食嚥下に関連する医療資源　21
4　まとめ　22

5　診療室で行うフレイル対策……………………………………………………………… 23

コラム：認知症とオーラルフレイル　25

第Ⅱ部　高齢者の口腔………………………………………………………………………… 27

1　口腔機能について………………………………………………………………………… 28
1　高齢者の口腔機能　28
2　オーラルフレイル対策がもたらす社会的な生活　29
3　密接に関わる食と口腔機能　30
4　オーラルフレイルと要介護状態との関連　31

2　口腔機能のメカニズム…………………………………………………………………… 32
1　口腔機能を理解するための解剖　32
2　顎運動について　34
3　鼻腔・咽頭・喉頭・食道の構造　35
4　唾液腺について　35
5　正常な摂食嚥下機能　36

  6 プロセスモデル 41
 3 口腔機能障害をもたらす状態 ... 42
  1 加齢変化 42
  2 疾患 49
  3 口腔衛生管理 51
 4 口腔機能の評価方法 ... 56
  1 主観評価 56
  2 外部評価 64
  3 口腔顔面に実際に触れて行う評価 70

第Ⅲ部 オーラルフレイル対応の実際 ... 85
 1 高齢者歯科健診における対応 ... 86
  1 後期高齢者保健事業に求められる視点 86
  2 後期高齢者歯科健診 87
 2 プログラムメニューについて ... 90
  1 プログラムのコンセプト 90
  2 各プログラムメニュー運営のコンセプト・留意点 90
 3 メニューの流れ ... 94
  1 事前説明 94
  2 複合メニュー 95
   ◆口腔群介入プログラム◆ 96
   ◆栄養介入プログラム◆ 114

I
オーラルフレイルとは

1 高齢者の口を取り巻く状況

❶ 今なぜオーラルフレイルの概念が必要なのか

1 歯科治療の特殊性と8020運動

　オーラルフレイルの概念が検討される背景の一つとして、歯科治療の医療行為としての特殊性があると考えます。その特殊性を考える際に、ICIDH（International Classification of Impairments, Disabilities and Handicaps：国際障害分類）を参考に話を進めます。

　障害のモデルは2001年にＷＨＯが提唱したICF（International Classification of Functioning, Disability and Health：国際生活機能分類）が現行のモデルですが、その基盤となったモデルがICIDHです。ICIDHは、疾患が原因となって機能・形態障害が起こり、能力障害が生じ、それが社会的不利を起こすというモデルです。本モデルは、障害を機能・形態障害、能力障害、社会的不利の三つのレベルに分けて捉えたことが、「障害の階層性」を可視化した点で画期的なものと評価され、リハビリテーション医学の基盤モデルとされました。このモデルの流れに歯科治療を当てはめたものが**図1-1-1**です。主に歯科が扱う疾患は、う蝕（むし歯）と歯周病であり、これらの疾患が重篤化することで抜歯処置が必要となって歯を失い、形態障害が生じます。さらに多数歯を失うことによって咀嚼障害が生じ、それがそのまま放置されると、日常的な食形態の食事をとることが困難となってしまいます。しかし現実には、"日常的な食形態の食事をとることが困難"な状態にまで至るケースは少ないと言えます。それは、歯科補綴学に基づいて作成した義歯を装着することにより、多くのケースが"食事ができない"といった"社会的不利（handicap）"にまで至る前段階で、機能回復が行われているからです。高齢期の歯科治療の多くは以上の流れで行われており、これがほかの多くの医療行為とは大きく異なる点と言えるでしょう。

　高齢期の歯科医療は「高齢者の歯科治療の多くは歯を失う」という事実に始まり、いかに義歯等で形態障害、機能障害を補うか、さらにいかに能力障害、社会的な不利を生じさせないかを基軸に、オーラルヘルスプロモーションが進められてきました。その象徴的なプロモーションが8020運動でしょう。このプロモーションは、「残存歯数が約20本あれば食品の咀嚼が容易であるとされており、例えば日本人の平均寿命である80歳で20本の歯を残すという、いわゆる8020運動を目標の１つとして設定するのが適切ではないかと考えられる。」（厚生省「成人歯科保健対策検討会中間報告」1989年：抜粋）が根拠となって推進されてきました。当初はその達成率は１割にも満たない状況でしたが、2011年の調査では、達成率は38％に達し（**図1-1-2**）、直近の調査（2016年）では約半数の達成率が予想されています。この背景は、歯の喪失のリスク因子（喫煙、進行した歯周病の有無、

口腔清掃の不良等）が、歯科界からの啓発もあって効率的にコントロールされた結果と言えるでしょう。

■図1-1-1　ICIDH：WHO国際障害分類（1980）の障害構造モデルと歯科治療との対比

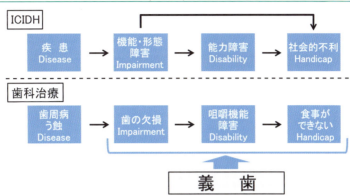

■図1-1-2　8020運動達成者割合の推移

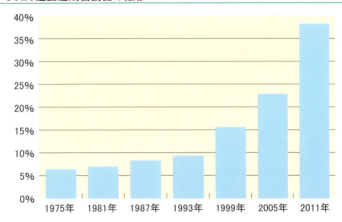

平成23年（2011年）厚生労働省歯科疾患実態調査

2　歯の数に加え口腔機能重視の転機

　日本は世界に冠たる長寿国家となり、寿命という"量（長さ）"だけでなく"質"にも注目が集まっています。そして、健康上の問題がない状態で日常生活を送れる期間である「健康寿命」という概念が国民の中にも広まりました。増加する要介護高齢者への対応として、平成18年度に介護予防サービスが導入されましたが、このサービスの最終ゴールは、健康寿命を延伸することにほかなりません。このサービスメニューとして、咀嚼及び嚥下機能を焦点化した口腔機能向上サービスが導入され、通所サービスで実施される予防給付、地域支援事業という形でサービスが提供されてきました。さらに、新しい介護予防の考え方として「機能回復訓練などの高齢者本人へのアプローチだけではなく、生活環境の調整や、地域の中に生きがい・役割を持って生活できるような居場所と出番づくり等、高齢者本人を取り巻く環境へのアプローチも含めたバランスのとれたアプローチが重要であり、地域においてリハビリテーション専門職等を活かした自立支援に資する取組を推進し、要

介護状態になっても、生きがい・役割を持って生活できる地域の実現を目指す。(厚生労働省「これからの介護予防」平成26年から抜粋)」が設定され、平成27年度から段階的に地域包括ケアシステムの介護予防・日常生活支援総合事業で実施される方向性が打ち出されました。

　介護予防の概念において、それまで中心であったメタボリックシンドローム予防に代表される「疾患予防」に加え、「老年症候群予防(危険な老化の予防)」の概念が高齢期のヘルスプロモーションに導入された功績は大きいと考えられます(**図1-1-3**)。さらに、「老年症候群予防(危険な老化の予防)」の一つとして"口腔機能"が位置付けられた点も特筆すべき点と言え、「口腔機能の危険なサイン」として、咀嚼機能、嚥下機能等が基本チェックリストに包含されました。以上のようなヘルスプロモーションの変遷もあり、平成26年度から健康診査に要する経費が拡充され、後期高齢者を対象とした後期高齢者歯科健診が国庫補助の形で整備されています。本健診の目的は、従来の歯科・口腔関連事業では対応できていない、75歳以上の人のうち、ある程度健康を維持している人に対する口腔機能低下や肺炎等の疾病予防対策を行うためとされ、整備されました(**P86：第3部1で解説**)。これは、高齢期オーラルヘルスプロモーションの主眼とされてきた8020運動に代表される「歯数」に加え、機能面にも注目したオーラルヘルスプロモーションの転換と捉えることができるでしょう。一方、こういった一連の高齢期オーラルヘルスプロモーションの転換を進める上で、誰でもなじめる可視化したモデルが必要であり、そのモデルとして、本書で扱うオーラルフレイルの概念が注目されたのではないでしょうか。

■図1-1-3　介護予防の概念

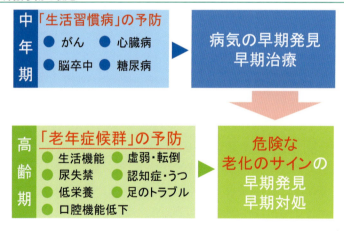

❷ オーラルフレイル概念提言の経緯とその後

　平成25年、日本老年歯科医学会は、「要介護高齢者に高頻度に出現する口腔機能低下に対する的確な歯科医療の介入を行うために、医療・介護・福祉を担う人材が共通して理解できる病名を提案する」ことを目的に、「高齢者の口腔機能低下を病名にできるか」というテーマでワークショップを開催しました。このワークショップで様々な角度から議論し、機能性咀嚼障害、口腔機能不全症等と共に病名の候補の一つとして、Oral Frailty Syndrome

（口腔機能低下症候群）が提案されました（日本老年歯科医学会ホームページ参照）。また、住友雅人氏（日本歯科医学会会長）は「（病名の）通称には、病気の早期発見や予防的効果が期待されるのです。今回選択した新病名も、このような覚えやすい通称などによる社会へのアプローチが大切で、受診意欲を高める社会的気運を盛り上げる取組が必要です。（中略）歯科は生活の医療といわれるところからも、『予防的効果のある病名と通称』は、日常の何気ない健康意識を変え、病気を重症化しないという役割を担うことができるのです。」（日本歯科医学会ホームページより抜粋）と提言し、日本歯科医学会は日本歯科医師会と共に「口腔機能低下症」を含む5つの新病名提案を平成26年に行いました。

　「口腔の機能」が高齢期オーラルヘルスプロモーションの議論の中心として注目される中、平成25年度厚生労働省老人保健健康増進等事業「食（栄養）および口腔機能に着目した加齢症候群の概念の確立と介護予防（虚弱化予防）から要介護状態に至る口腔ケアの包括的対策の構築に関する調査研究事業（以下、長寿研OF事業と略す）」報告書にて、「オーラルフレイル」が提言されました。本事業の目的は（以下報告書より抜粋）、「虚弱の可能性が高まる後期高齢者が激増する中で、高齢者における『食べる力』あるいは『食の安定性』が一層重要となってくる。したがって、加齢性筋肉減少症（サルコペニア）や虚弱化が顕在化する前段階からの虚弱化を予防し、介護予防から終末期に至るまでの適切な栄養の摂取と口腔ケアのあり方について、学際的視点から科学的知見を総合評価し、その予防対策を包括的な形で明らかにすることが重要である。本調査事業では、口腔機能や栄養状態を中核とする食習慣を含む食環境の悪化から始まる身体機能の低下とサルコペニア、さらには最終的に生活機能障害と虚弱の発生、そして要介護状態から終末期に至る構造的な流れ（フロー）を、4つの段階に分けて分類し、高齢者の包括的な『食』に着目した視点から再考し、それを維持するために口腔・栄養・運動・社会科学の4分野を中心とした多領域の活動を通して早期から終末期までの有効性を検討することにより、介護予防から終末期の口腔ケアまでの連続的対応を有する包括的手法を開発し、国民運動に引き上げることを目的とする。」として、事業が進められました。

　オーラルフレイルの概念は、当該事業にてワーキンググループをつくって検討されました。オーラルフレイル概念作成過程において、これまでの日本の大規模臨床研究等の主要結果を集約し、システマティックレビューという形でまとめ、同時に比較的まだ研究として未着手の分野の同定も並行して行い提示しました。以上の作業の結果、概念の最終到達目標を、「虚弱（フレイル）予防に対する口腔機能の維持・向上の重要性を、医科（医師）を中心とした他の職種が容易に認識できる」と設定し、可視化したオーラルフレイル概念図作成を行いました。そこで特に配慮した点は、「様々な医療の現場で、口腔領域の軽微な機能低下をいかに見逃さないようにするのか」でした。以上を踏まえ、「口腔機能の虚弱（いわゆるオーラルフレイル期）」に大きく焦点を当てる概念図（**P14：図1−2−8参照**）として報告しました。また、「高齢期における虚弱（フレイル）予防においては、状態悪化が顕在化する前の、より早期の段階での徴候を同定し、『しっかり歩き、しっかり噛んでしっかり食べる』という本事業の原点を、いかに国民目線で強い運動論に引き上げるかといった視点が重要である。」を強調した報告書としてまとめました。さらに、日本歯科医師会は以上の提言を受け、「8020運動」に加え、健康長寿をサポートするために「オー

ラル・フレイルの予防」という新たな考え方を示し、今後より親しみやすく浸透しやすいように工夫し、発信・啓発していく旨の情報発信を平成27年にホームページ上で行いました。以降、「オーラルフレイル」と「口腔機能低下症」に関する議論が活発化し、日本老年歯科医学会第27回総会・学術大会（平成28年）シンポジウム「口腔機能と全身機能低下、フレイルとの関係を考える」において、「オーラルフレイル」と「口腔機能低下症」の概念の整合性に関する活発な議論が行われ、「口腔機能低下症」に関する学会見解論文として日本老年歯科医学会雑誌に掲載されました。

　中年期からの成人病予防（4大疾患予防）の効果等により、日本人の平均寿命は飛躍的に延び、さらに生活の質を重視した「健康寿命」に注目が集まっています。健康寿命を延ばすためには要介護の原因予防（介護予防）が重要となりますが、そのプロモーションを進めるモデルとしてFrailtyモデル（Fried）、さらにその構成因子であるサルコペニアにも注目が集まっています。一方、高齢期における口腔機能を支えるインフラは、う蝕（むし歯）及び歯周疾患等に対応する歯科医療、さらに脳卒中等による食べる機能障害に対応する医療・介護保険等が整備されています。しかし、この「疾患」と「障害」の中間フェーズである「機能及び障害への予防」が、口腔に関するQOL（寿命でいえば健康寿命に相当）に大きく寄与するにも関わらず、十分に機能していません。オーラルフレイルの概念は、今後検討の余地はあるものの、本概念は高齢期の食べる機能を支え、「ささいな口腔の不具合から始まる口腔機能及び障害（**図1-1-4**）」への対応策を検討するモデルになると期待されています。

■ 図1-1-4　"ささいな口腔の不具合" から始まる負の連鎖：咀嚼能力低下の悪循環

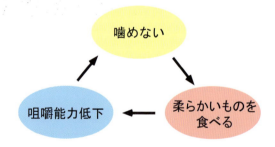

文献

1）Hirano H, Nasu I, et al. Masticatory ability in relation to oral status and general health on aging. The Journal of Nutrition Health and Aging. 3(1), 48-52.1999.
2）Fried L.P, et al. Frailty in Older Adults Evidence for a Phenotype. J Gerontology. 56, M146-157. 2001.
3）日本歯科医師会オーラルフレイル関連HP：http://www.jda.or.jp/enlightenment/qa/
4）Ohara Y, Yoshida N, Kono Y, Hirano H, et al. Effectiveness of an oral health educational program on community-dwelling older people with xerostomia. Geriatr Gerontol Int. 2015(4), 481-9.2015.
5）渡邊 裕ほか．介護予防の複合プログラムの効果を特徴づける評価項目の検討 口腔機能向上プログラムの評価項目について．老年歯科医学．26, 327-338. 2011.
6）要介護高齢者等の口腔機能および口腔の健康状態の改善ならびに食生活の質の向上に関する研究（H25-長寿-一般-005）平成25年度総括・分担研究報告書．厚生労働科学研究補助金長寿科学総合研究事業．主任研究者平野浩彦．2014.
7）「口腔機能低下症」に関する学会見解論文．老年歯科医学．31(2), 2016.

2 新概念「フレイル」、そして「オーラルフレイル」構築へ

❶ はじめに

　我が国においては世界に例のない少子高齢化が進んでおり、こうした急激な人口構成の変化に対応し、医療・介護を含む社会保障・居住環境・社会的インフラ・就業形態をはじめとした社会システム全体を組み替える必要性が目前に迫っています。すなわち、高齢者の健康寿命を延伸し、経済活動・地域活動への参加を促すことによって、高齢者も「社会の支え手」とする新しい社会システムを追い求める必要があります。言い換えれば、内閣府の打ち立てた「一億総活躍社会」において、支え手としての高齢者の役割とは何なのか、それらを実現するためには今まさに個々人に何が求められているのか、さらには生活の場である地域コミュニティーに何が求められているのか、そこに新たな答えを見出し、実践に移せるかどうかが大きな鍵になります。

❷ 少子高齢化社会：今まさにフレイル対策を軸としたパラダイム転換

　ヒトは加齢が進むに従って徐々に心身の機能が低下し、日常生活活動や自立度の低下を経て、要介護状態に陥っていきます。この心身機能の（平均値を超えた）著明な低下を示す者を「虚弱（frailty）」と一般的に呼んでおり、要介護の原因として非常に重要であり、複数の要因によって要介護状態に至る病態と考えられています。全国民への予防意識を高めるため、2014年に日本老年医学会から虚弱のことを「フレイル」と呼ぶことが提唱されました。また、このフレイルの言葉の中には、しかるべき適切な介入により再び健常な状態に戻るという可逆性が包含されています。

　フレイルは現在でもまだ世界的コンセンサスはなく、骨格筋を中心とした「身体の虚弱（フィジカル・フレイル）」だけで考えられがちです。しかし、それだけではなく、図1-2-1に示すように、精神心理的要因を背景とする「こころの虚弱（メンタル・フレイル）」、及び社会的要因を含む多次元の「社会性の虚弱（ソーシャル・フレイル）」が存在します[1]。心身共に健全で自立し続けられるように、多面的なフレイルに対してバランスの取れた評価や指導も含めた積極的介入が強く求められます。

■ 図1-2-1　多面的なフレイル

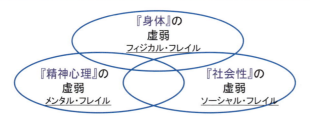

（東京大学高齢社会総合研究機構・飯島勝矢：作図）

❸ フレイルの最大なる原因となるサルコペニア

　フレイルの原因として中心的なものに加齢性筋肉減弱症（サルコペニア：sarcopenia）があります。高齢者のフレイル予防を達成するためには、フレイルとサルコペニアの概念を整理する必要がありますが、そこで高齢者における「食」の問題は避けては通れません。

　Friedらによりサルコペニアを中心とする虚弱サイクル（Frailty cycle）が示されています（**図1-2-2**）[2]。サルコペニアが若干進行すると安静時代謝が減り、消費エネルギーも減ることから、食欲（食事摂取量）低下に傾き、低栄養や体重減少に陥っていき、次なるサルコペニアの進行を促すという、いわゆる負の連鎖を示しています。そこに、社会的問題（独居、閉じこもり、貧困等）や精神心理的問題（認知機能障害や抑うつ等）も大きく関わってきます。この負の連鎖をいかにより早期から断ち切れるかが大きな課題です。

　また、サルコペニアは要介護の入り口と言っても過言ではありません。サルコペニアによって転倒骨折しやすくなったり、億劫になることも含め外出頻度が減少しやすく、徐々に社会との接点（social contact）が減って認知機能が低下しやすくなります。さらに、口腔のサルコペニアも存在し、いわゆるオーラルフレイルの段階に入り、徐々に摂食に問題が顕著化しやすくなります。**（詳細はP13で後述）**

■ 図1-2-2　サルコペニアを中心とする虚弱サイクル（Frailty cycle）

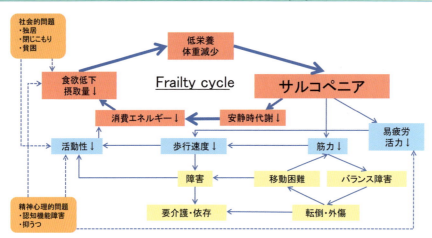

❹ 高齢者の「食力」向上から健康長寿を目指す

　国民、特に高齢者の食事摂取に対する認識はどこにあるのか。どの高齢者に、動脈硬化危険因子を厳格に管理するためのカロリー制限や塩分制限をするのか。一方で、どの高齢者のどの時期から、従来のメタボリック症候群（以下「メタボ」と言う）の概念（言い換えればカロリー制限の意味にもなる）をどう切り替えてもらうべきなのか。このスイッチング（考え方のギアチェンジ）は、今後フレイル対策を進める中で非常に重要な鍵になります。すなわち地域ごとの従来の介護予防事業を今まで以上に底上げし、さらに専門職の支援活動（栄養、口腔、服薬等）に加え、国民目線での活動（自助・共助・互助）を軸とするまちづくりの中で、「しっかり噛んでしっかり食べる」という原点をいかに各国民が改めて自分事化し、大きな国民運動にまで発展させることができるか。そしてそれによって最終的には、包括的な介護予防等の施策改善に資する流れにつなげたいものです。

　高齢者の食の安定性、すなわち「食力（しょくりき）」がどのような要素によって下支えされているのかを再考してみましょう。**図1-2-3**に示すように、残存歯数や咀嚼力、嚥下機能、咬合支持も含めた歯科口腔機能は一番重要であると同時に、複数の基礎疾患（多病）による多剤併用（polypharmacy）は知らないうちに食欲減退につながる危険性も高くなります。また、口腔を含む全身のサルコペニアの問題、さらには栄養（栄養摂取バランスの偏り等の食事摂取状態だけではなく、食に対する誤認識も含まれる）等の要素も関与は大きいです。そして、それら以上に重要な要素が「社会・人とのつながり、生活の広がりに代表されるような社会性・生活・ライフイベントやうつ等の精神心理面・認知機能、経済的問題」等の要素です。当然、その中には孤食か共食か等の食環境の変化も含まれます。以上のように、高齢者の食を考え直してみると、高齢者が低栄養に傾いてしまう原因は多岐にわたります。

■図1-2-3　高齢者の『食力』を維持するためには

（東京大学高齢社会総合研究機構・飯島勝矢：作図）

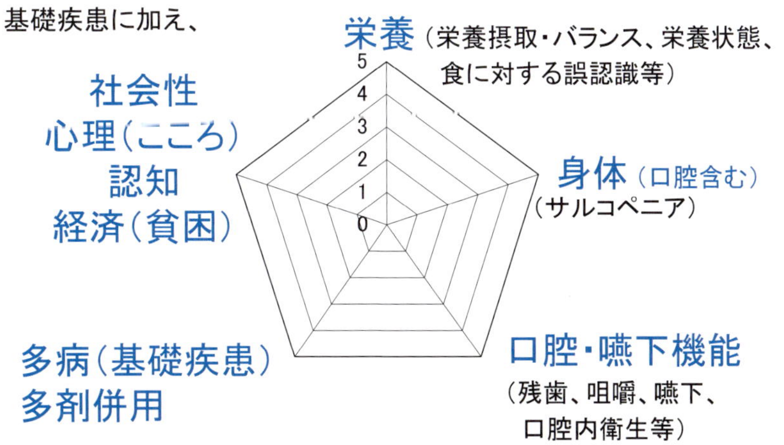

基礎疾患に加え、
- 社会性
- 心理（こころ）
- 認知
- 経済（貧困）

- 栄養（栄養摂取・バランス、栄養状態、食に対する誤認識等）
- 身体（口腔含む）（サルコペニア）
- 口腔・嚥下機能（残歯、咀嚼、嚥下、口腔内衛生等）
- 多病（基礎疾患）多剤併用

東京大学高齢社会総合研究機構・飯島勝矢ら厚生労働科学研究費補助金（長寿科学総合研究事業）「虚弱・サルコペニアモデルを踏まえた高齢者食生活支援の枠組みと包括的介護予防プログラムの考案および検証を目的とした調査研究」（H24〜25年度データより：未発表）

❺ フレイルモデル：強く求められる早期予防重視型システム

　どのような高齢者像を追い求め、社会システムやまちづくりを展望するのか、また医療提供側としてどのようなサポートを求められているのか。元気でできる限り自立し続けるためには、まずは生活習慣病への一次予防対策が第一であることは言うまでもありません。次に必要なのは介護予防とフレイル予防です。かつて寝たきり老人対策という言葉があったように、歳を取れば寝たきりになると考えられていましたが、高度先進医療が当たり前になり、長寿大国になった近年では、高齢期における生活の質が大きく鍵を握っていることは間違いありません。介護の必要のない状態（すなわち健康寿命）をより長く維持するために、「生活する力」、つまり「食べる、動く、出かける」といった力を維持するための予防政策により社会的に自立した状態の継続を目指すことが重要です。

　多面的なフレイルをイメージしながら、フレイルモデルにおける4つのフェーズから見た「一連」のアプローチ施策を**図1-2-4**に示します。「健康〜剛健」とされる状態では生活習慣病予防を厳格に行うことは必要ですが、後期高齢者（もしくは70歳以上）の中で体重を2〜3kg減量しなければならないと常に考えている人々も決して少なくはありません。適度な運動や身体活動を継続していくことは必須ですが、加えてメタボ予防のための適正なダイエットの両立を図るべき人はどのような人なのか、一方でそのメタボ概念から脱却しなければならない人はどのような人なのか、非常にわかりづらい現状があります。

　次の「フレイル（虚弱）」の時期にも、かなり幅があることは明白です。医療専門職は、特に重きを置かなければならないポイントとして、国民に「プレ・フレイル（前虚弱状態）」をいかにわかりやすく「見える化」し、早期からの気付きを与えることができるかが課題です。このプレ・フレイルは簡単に言えば、生活には困っていないが言われてみると自分も感じている「ささいな衰え」の時期なのかもしれません。そのアプローチ法として、「①しっかり噛んでしっかり食べる、②しっかり歩く（運動する）、③社会性を高く維持する（閉じこもらない・社会参加・社会貢献）」という三本柱（三位一体）による早期予防重視型システムをいかに地域で展開していくかがポイントとなるでしょう。国民も医療専門職もこの三位一体の重要性は認識できますが、メタボ概念からのうまい脱却はなかなか線引きが難しく、非常に悩ましい状態です。そこには、学術的裏付けのあるちょっとした指標（目安・道標）の存在も強く求められます。

　要介護に入ってしまう前後（要支援1・2〜要介護1・2（＝軽度者））においては、しっかりリハビリ、しっかり口腔ケア、しっかり栄養管理を行い、さらには閉じこもらず、少しでも外へ出るという、こだわった自立支援ケア型が必要です。

　最後に、「要介護（身体機能障害disability）」の時期においては、医療・介護や住まいも含めたトータル・ケアシステムの構築が求められ、各地域の事情・特性を十分踏まえた上で地域包括ケアシステムの構築を目指し、そこには在宅医療の推進も求められます。そして、専門職及び国民がお互い一緒に学び、そして生活の質（QOL）を重視していく必要があります。また、最期まで口から食べてもらえるようにという、専門職チームの中の「こだわり」も今改めて求められます。

■図1-2-4　フレイルモデルにおける4つのフェーズからみた「一連」のアプローチ施策

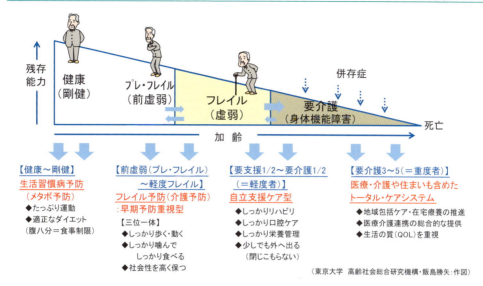

（東京大学　高齢社会総合研究機構・飯島勝矢：作図）

6 大規模高齢者フレイル予防研究・柏スタディーのねらい：「食べる」にこだわる

　サルコペニア（加齢性筋肉減弱症）はフレイルの最たる要因ですが、特に栄養（食と口腔）の要素が初期の変化にどのように関わるのかを研究するために、東京大学高齢社会総合研究機構は千葉県柏市をフィールドとする大規模高齢者虚弱予防研究（柏スタディー：自立～要支援を対象、平均年齢73歳）を展開しました。これはサルコペニアの視点を軸に、「ささいな老いの兆候」を多角的側面から評価する形で推し進め、最終的に「市民により早期の気付きを与え、自分事化させ、どのように意識変容～行動変容させ得るのか」という着眼点から出発しました[1]。そこには心身状態への精緻な学術的評価アプローチは必須ですが、一方で、国民自身が意識変容そして行動変容へと移り変わりやすくするための簡便なスクリーニング指標を確立することも必須な条件です。言い換えれば、国民自身が「しっかり噛んで、しっかり食べ、しっかり動く、そして社会性を高く」という基本的な概念を改めて再認識し、より早期からのリテラシー向上を達成できるかが最重要です。

　柏スタディーでは歯科口腔機能も含めて多岐にわたる調査項目を測定しました。詳細なデータは割愛しますが、加齢変化という視点で見てみると、男女共に残存歯数が著明に加齢変化を取りやすく、続いて義歯装着（下顎）の有無、オーラルディアドコキネシス（パ・タ・カ：滑舌を意味する巧緻性）、ガム咀嚼（総合咀嚼力）、舌圧等が顕著な加齢変化を示しました[1]。さらに、これらの評価項目はサルコペニアの有無で分けた3群（健常群、サルコペニア予備群、サルコペニア群）比較で有意に低値になっていきました。また、口腔機能低下と様々な身体の機能低下や食の偏りと強く関連していました。

7 高齢者にとっての「食べること」の意義

　まずは高齢者における「食べること」の意義を改めて考えてみると、食はまさに生きが

いや楽しみであり、それは入院中や施設入所の高齢者においても楽しみの第1位は食事であるとの結果で報告されています。さらに、食べることに伴う生活行為には、高齢者と家族や近隣の人々との「ソーシャルネットワーク、すなわち双方向のコミュニケーション」も大きく関わります。柏スタディーの解析ではソーシャル・フレイルにも注目し解析してみました。少なくとも1日の中で1回は誰かと食事をする集団（いわゆる共食）よりも、いつも独りで食べている集団（いわゆる孤食）の方がうつ傾向が非常に高く（約4倍）、さらにはその孤食に加え、ソーシャルネットワークの欠如が並行して認められました[3]。中でも「同居家族がいるにも関わらずいつも孤食である」という高齢者も決して少なくなく、彼らはうつ傾向だけではなく、栄養状態や食品摂取多様性の低下、歩行速度等の身体能力や咀嚼力等も低下しているという結果でした。すなわち、「独居」であることがリスクになるというよりは、むしろ「孤食」である方がリスクでした[1) 3)]。

　急速な高齢化に伴って高齢者の生活様式や食生活のスタイルも変化してきています。そこには社会的要因や精神身体的要因等も強く密接に関連しており、今後より早期からのフレイル予防を達成するためには、多面的なフレイルを視野に入れた上での「健全な食生活のあり方」を考える必要があります。

⑧ 健康長寿のための3つの柱：三位一体

　高齢者の食生活に関する研究は摂取エネルギーや栄養素の充足率、食品の摂取量から評価したものが大半を占めている現実があります。高齢者が健全な食生活を送ることができるようにするための具体的な運動論を「健康栄養教育・啓発」といった観点から再考する必要があります。そのためには、高齢者の食生活や食習慣から始まり、最終的には取り巻く社会環境や精神状態等、それらを全て包含しながら評価することが強く求められます。すなわち、**図1-2-5**に示すように、健康長寿のための「3つの柱」としては、「栄養（食・口腔機能）」「身体活動（運動、社会活動等）」「社会参加（就労、余暇活動、ボランティア等）」の3つに集約でき、それらを三位一体として包括的に底上げし、より少しでも早い時期からのサルコペニア予防・フレイル予防につなげることが強く求められます[1)]。

■図1-2-5　健康長寿のための「3つの柱」

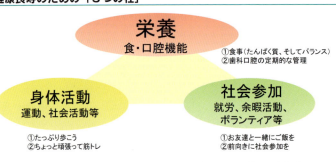

　また、**図1-2-6**には「フレイル・ドミノ」を示しました。我々が衰えていく中で、全ての要素に底上げが必要ですが、特に社会性の重要性をどのように国民全体で再認識すべきなのかが、今まさに問われています。

■図1-2-6　フレイル・ドミノ　〜社会性の重要性を再認識すべき〜

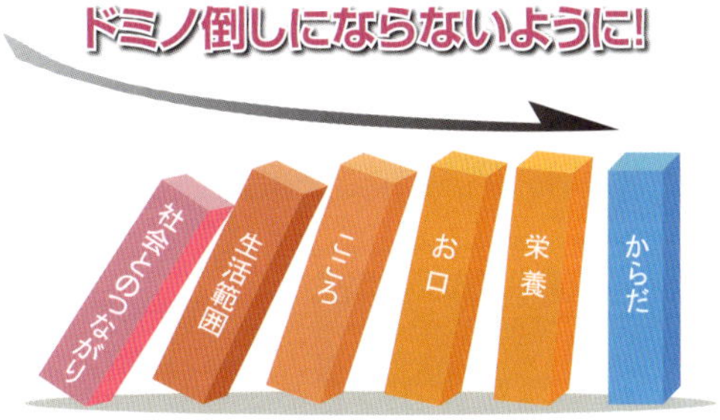

ドミノ倒しにならないように!

社会とのつながりを失うことがフレイルの最初の入口です

❾ 新概念「オーラルフレイル」からフレイル対策を

　より早期からの包括的予防が求められる中、歯科口腔機能の維持、向上は必要不可欠です。そこで、東京大学高齢社会総合研究機構は高齢者の「栄養（食・歯科口腔）」から考えるフレイルのフロー概念図を構築しました（**図1-2-7、図1-2-8**）[1)4)]。これはフレイルの主な要因（特にささいな衰え）とその重複によるリスク、さらにはそれに対する早期の気付きの重要性を示したものです。

　特に初期の変化（第1段階）として、人とのつながりの低下や孤食等の社会性の低下から始まり、心理の問題にも関わります。口腔に関するヘルスリテラシーの欠如も、上流の段階では大きな要因です。さらに第2段階として栄養面のフレイル期を設定し、その中でも歯科口腔機能における軽微な衰え（滑舌の低下、食べこぼし・僅かのむせ、噛めない食品が増える等）をあえて「見える化」し「オーラルフレイル」として位置付け、身体への大きな虚弱化（フレイル化）への入り口であることを強調しました。その段階を軽視し見逃してしまうと、徐々に不可逆的な身体面のフレイル期（第3段階：顕著なサルコペニア・ロコモティブシンドローム・低栄養等）に移り変わっていきます。

　この軽微な口腔機能の衰え（①滑舌の低下：オーラルディアドコキネシス/Ta/＜6.0（回/s）、②お茶や汁物等でのむせ、③さきいか・たくあんくらいの硬さの食べ物が噛めない）の3項目のうち、2項目以上該当の場合をオーラルフレイルと仮に定義してみますと、柏スタディー対象者の中ではオーラルフレイルは18％、そしてプレ・オーラルフレイルは40％存在していました。オーラルフレイルに属すると、それぞれに対する危険度はサルコペニア2.8倍、ロコモ1と2は2.4倍と6.8倍、低栄養リスク1.8倍、食欲低下3.2倍、食品多様性低下1.6倍でした（全て有意差あり：未発表データ）。

　この概念図により、口腔機能へのさらなるヘルスリテラシー向上もねらいながら、様々な啓発に取り組んで行くことが重要だとわかります。そして、より早期に気付き、それによって自分事化され、意識変容、行動変容につながることがねらいです。言い換えれば、国民側も専門職もより早期からの口腔ケア及び口腔機能維持の重要性を再認識する方向性に持っていくことが重要なのでしょう。そのためには、口腔分野においても国民目線としてわかりやすい概念と簡易評価法が存在し、医科－歯科－栄養の連携スクラムを組んだ臨床活動、普及啓発活動、骨太の共同研究と情報発信活動が求められます。

■図1-2-7　栄養（食／歯科口腔）から見たフレイル化

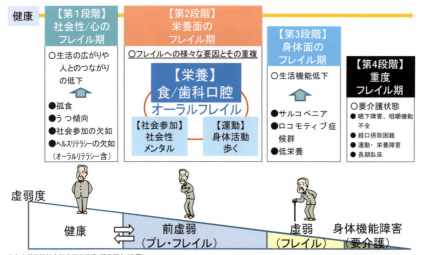

東京大学高齢社会総合研究機構・飯島勝矢（作図）
厚生労働科学研究費補助金（長寿科学総合研究事業）　虚弱・サルコペニアモデルを踏まえた高齢者食生活支援の枠組みと包括的介護予防プログラムの考案および検証を目的とした調査研究（H26年度報告書より）

■図1-2-8　オーラルフレイル　ささいな口腔機能の衰え

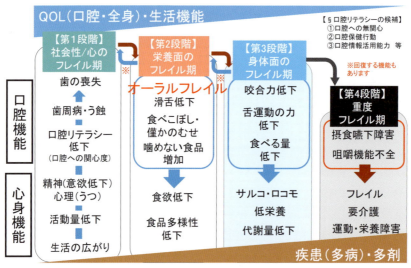

平成25年度老人保健健康増進等事業「食（栄養）および口腔機能に着目した加齢症候群の概念の確立と介護予防（虚弱化予防）から要介護状態に至る口腔ケアの包括的対策の構築に関する研究」報告書より引用

❿ 終わりに：高齢期の健康づくりの枠組みと科学的検証の課題

　今後の超高齢化を考えると、高齢期になってもいつまでも弱らず自立した生活を維持し、むしろ担い手側になってもらう必要があります。それは個々の高齢者の課題でもあると同時に、全ての住民を抱えたコミュニティーそのものが抱えている大きな課題です。その意味では、我が国は大きな転換期を迎えていると言っても過言ではありません。すなわち、今後の医療改革は「総合知によるまちづくり」の一環として大きな役割を担っており、予

防とケアの両面がバランスの取れた住み慣れたまちを目指すべきです。

特にフレイル対策の中では栄養（食・口腔機能）の視点は最も重要であり、国民がこの原点をどのように再認識できるかが鍵でしょう。**図1-2-9**に現在の取組の一つを示します[5]。我々の強調している三位一体を軸と見据え、そのバランスの取れた底上げを啓発するために、いかに国民に早期の衰えの兆候（ささいな衰えとも言える）を「見える化」し、そしていかに気付かせ、自分事化を促すかが大きなポイントです。そのために、住民にわかりやすく、住民同士でチェックできる簡易評価法（フレイルチェック）を考案し、早期介入ポイントを住民に意識させるモデルを構築しました。また元気高齢者自身がフレイル予防サポーター（担い手側）にもなり、住民主体で楽しい場をつくりながら、同時に意識変容・行動変容を促す地域活動を構築しました。

全国の様々な地域において、「しっかり噛んで、しっかり食べ、しっかり歩き、そしてしっかり社会性を高く！」という原点をわかりやすく「見える化」しながら、個々の地域を起点に従来の介護予防事業から新たなフレイル予防活動へと進化し、そしてその地域に根付き、最終的には次の世代へ引き継がれることになって初めて意味のあるものになります。そのためには「個人の意識変容・行動変容」と同時に、それを強力に促すための「良好な社会環境の実現（健康のための支援（保健・医療・福祉等サービス）へのアクセスの改善と地域の絆に依拠した健康づくりの場の構築等）」も併存することが必須です。

■図1-2-9　機能低下が「顕在化する前」の視点を！

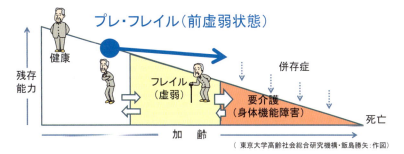

（東京大学高齢社会総合研究機構・飯島勝矢：作図）

文献

1) 虚弱・サルコペニアモデルを踏まえた高齢者食生活支援の枠組みと包括的介護予防プログラムの考案および検証を目的とした調査研究報告書．平成24〜26年度．厚生労働科学研究費補助金（長寿科学総合研究事業）．
2) Xue QL, Fried LP, et al. Initial manifestations of frailty criteria and the development of frailty phenotype in the Women's Health and Aging Study II. J Gerontol A Biol Sci Med Sci. 63, 984-990. 2008.
3) Kuroda A, Iijima K, et al. Eating Alone as Social Disengagement is Strongly Associated With Depressive Symptoms in Japanese Community-Dwelling Older Adults. J Am Med Dir Assoc. 16, 578-85. 2015.
4) 食（栄養）および口腔機能に着目した加齢症候群の概念の確立と介護予防（虚弱化予防）から要介護状態に至る口腔ケアの包括的対策の構築に関する研究報告書．平成25年度 老人保健健康増進等事業．
5) 口腔機能・栄養・運動・社会参加を総合化した複合型健康増進プログラムを用いての新たな健康づくり市民サポーター養成研修マニュアルの考察と検証（地域サロンを活用したモデル構築）を目的とした研究事業報告書．平成27年度 老人保健健康増進等事業．

3 オーラルフレイル各論1：栄養面のフレイル期

　我が国では高齢者人口の増加と共に介護を必要とする要介護高齢者の増加が予想され、その前駆状態である、フレイルの予防と改善は喫緊の課題となっています。
　Friedらにより、フレイル・サイクルが提唱され[1]（**図1-3-1**）、サルコペニアを含む、筋力低下、疲労、消費エネルギー量の低下といった悪循環が示されました。その中核をなすのは栄養であり、食欲の低下、体重減少、低栄養はサルコペニアの発現、フレイル・サイクルの加速因子であることが示されています。最近の口腔に関する疫学研究の結果は、Friedらのフレイル・サイクルの各要素に口腔機能の低下が影響していることを明らかにしています。栄養に関連する要素では、歯の喪失が食欲を低下させ、エネルギーの摂取量を減少させるとの報告や、咬合支持の喪失、咀嚼機能の低下がたんぱく質の摂取量の減少、体重減少や低栄養リスクに関連するとの報告があります。地域在住高齢者を対象とした研究でMini Nutritional Assessment (MNA)® による低栄養の判定とCardiovascular Health Study (CHS) 基準のフレイルとの関連を検討した研究では、低栄養の発現は、健常者2.2%、プレ・フレイル12.2%、フレイル46.9%の割合で、フレイルで低栄養発現者が急増しており、より早期からの低栄養対策の重要性が示されています[2]。

■ 図1-3-1　フレイル・サイクル

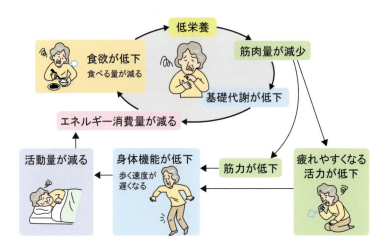

　フレイルを予防するための食事については、これまでにたんぱく質摂取量がフレイルやサルコペニアと関連することが多く報告されています。高齢期では、筋肉量の減少や機能

低下が生じますが、その一要因として1日当たりのたんぱく質摂取量が推奨量に達していないことが挙げられています[3]。特にたんぱく質の代謝の指標である窒素平衡がマイナス（摂取量に対して排出量が多い状態）だと、推奨量を上回るたんぱく質の摂取が必要となります[4]（**図1-3-2**）。また加齢により蛋白同化抵抗性が生じ、骨格筋形成の同化抑制反応が若年期と比較して減弱化することからも[5]、フレイルを予防するための食事は、たんぱく質を十分量摂取することが重要です。また、大規模調査の結果においても、たんぱく質摂取量が少ないグループほど、将来の除脂肪量（体重から脂肪量を引いたもの）の減少が大きく、39％もの差があると報告されています[6]。また65歳以上のフレイルの状態にある女性に高たんぱく質食（1.23g/kg/日）を摂取させたところ、蛋白同化が亢進し、窒素平衡のバランスもプラスになったとの報告があり[7]、高たんぱく質食の効果が示唆されています。

■図1-3-2　窒素平衡

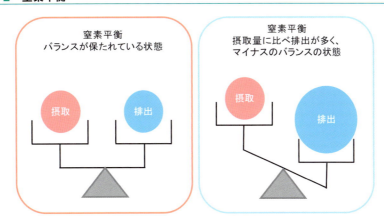

2015年版日本人の食事摂取基準では[8]、70歳以上の高齢者のたんぱく質推奨量は1.06g/kg/日と算出され、男性60g/日、女性50g/日が目安となっていますが、フレイルの予防という点では不十分である可能性が高いとも言われています。フレイル予防、改善のためにも、今後十分な検討を行い、高齢期のたんぱく質の摂取基準を見直す必要があると考えられます。特に高齢期になると食欲の低下や歯の喪失など口腔機能の低下により、肉、魚、大豆・大豆製品、牛乳・乳製品といった、たんぱく質の給源食品の摂取量は減少すると言われます。毎食、肉、魚、納豆、豆腐、牛乳、ヨーグルト等の食品をどれか1品摂取するなど、食事から積極的にたんぱく質を摂取することが必要です。

また最近では、単一の食品・栄養素の摂取ではなく、様々な食品を摂取する食の多様性の重要性も指摘されています。日本の地域在住高齢者を対象とした研究で、肉類、魚介類、卵、大豆・大豆製品、牛乳・乳製品、緑黄色野菜類、海藻類、いも類、果物、油脂類の10食品をそれぞれ「毎日食べる」を1点、それ以外を0点とした10点満点のスコアの合計が6点以上の人ほど、除脂肪量が有意に高い値を示すとの報告があります[9]（**図1-3-3、図1-3-4**）。様々な食品を食べることが、たんぱく質をはじめ抗酸化物質等、ビタミンやミネラルの十分な摂取につながり、筋量・筋力の維持に貢献する可能性も示されています。ま

た、フレイルと栄養素に関する研究がイタリアのIn Chianti Studyで行われ[10]、たんぱく質、ビタミンD、ビタミンE、ビタミンC、葉酸といった様々な栄養素の摂取がフレイルの予防に効果があることが示唆されています。

■図1-3-3　食品摂取多様性頻度スコア

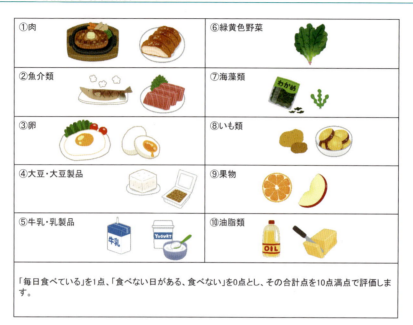

■図1-3-4　食品摂取の多様性と身体組成

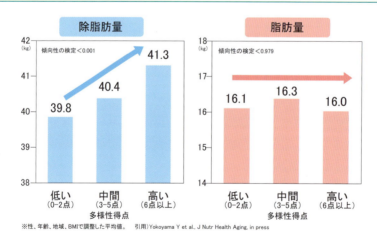

※性、年齢、地域、BMIで調整した平均値。　引用）Yokoyama Y et al., J Nutr Health Aging, in press

　以上のことから、フレイル予防のための食事は、サプリメント等で単一の栄養素を摂取するのではなく、様々な食品をバランス良く摂取することが重要です。日々の食生活で食品摂取の多様性を向上させるには、①欠食をしないこと、②食べられない時は、間食で乳製品・果物等を摂取すること、③市販品・冷凍食品・つくり置きを活用することなどが推奨されます。①については、私たちの研究から１日２回しか食事をしない人は、３回の人

に比べてエネルギー摂取量が1日当たりマイナス100kcal、食品摂取の多様性も1日マイナス1食品であるとの結果もあり、特に肉・魚・緑黄色野菜といった食品の摂取が少ないことが明らかになっています。このことから1日3回食事をすることで、エネルギー摂取量、食品摂取の多様性を維持することができます。②については食欲の低下等によって、1食の摂取量が少なく3食合計しても必要な栄養を摂取できない場合、おやつ（間食）で補うと無理なく摂取できます。特に間食では、通常の食事で不足しがちな牛乳や乳製品、果物等を取り入れると多様性を向上させることができます。③は最近スーパーマーケットやコンビニエンスストアでレトルトパウチに入った保存性の高い惣菜等が種類も豊富で容易に手に入るようになっており、これらを買い置きしたり、1回の料理で多めにつくって、残りを冷凍するなどつくり置きしたりして、おかずの種類が少ない時などに1品加えることで、容易に食品摂取の多様性を向上させることができます。

　以上のように、高齢者人口の増加に伴い、メタボ対策といった疾病予防だけではなく、要介護に至る前のフレイルの予防といった予防医療の対象に関するパラダイムシフトが起こり、食事に関しても高齢期では、「多様な食品をバランス良く」「しっかりと」食べることへの関心が向けられるようになってきました。フレイル予防のための食生活は、基本的に疾病等をしっかりと管理した上で、肉、魚介類、大豆・大豆製品、牛乳・乳製品といった、たんぱく質の給源食品を十分にとり、様々な食品をバランス良く摂取し、多様性豊かな食生活を送ることが大切です。

文献

1）Fried LP, Tangen CM, Walston J, et al. Frailty in older adults: evidence for a phenotype. J Gerontol A Biol Sci Med Sci, 56, 146-56. 2001.
2）Bollwein J, Volkert D, Diekmann R, et al. Nutritional status according to the mini nutritional assessment (MNA®) and frailty in community dwelling older persons: a close relationship. J Nutr Health Aging, 17, 351-6. 2013.
3）Guigoz Y, Vellas B, Garry P J. Mini Nutritional Assessment: a practical assessment tool for grading the nutritional state of elderly patients. The mini nutritional assessment: MNA. Nutrition in the elderly. 15-60. 1997.
4）Campbell WW, Trappe TA, Wolfe RR, et al. J Gerontol A Biol Sci Med Sci. The recommended dietary allowance for protein may not be adequate for older people to maintain skeletal muscle. 56, 373-80.2001.
5）Prashanth HH, Donato AR, Roger AF. Role and potential mechanisms of anabolic resistance in sarcopenia. J Cachexia Sarcopenia Muscle. 3, 157–162. 2012.
6）Houston DK, Nicklas BJ, Ding J et al. Dietary protein intake is associated with lean mass change in older, community-dwelling adults: the Health, Aging, and Body Composition (Health ABC) Study. Am J Clin Nutr. 87, 150-5. 2008.
7）Chevalier S, Gougeon R, Nayar K, et al. Frailty amplifies the effects of aging on protein metabolism: role of protein intake. Am J Clin Nutr. 78, 422-9. 2003.
8）菱田明, 佐々木敏. 日本人の食事摂取基準2015年版. 第一出版.
9）Yokoyama Y, Nishi M, Murayama H, et al. Association of dietary variety with body composition and physical function in community-dwelling elderly Japanese. J Nutr Health Aging. 1-6. 2016.
10）Bartali B, Frongillo EA, Bandinelli S, et al. Low nutrient intake is an essential component of frailty in older persons. J Gerontol A Biol Sci Med Sci. 61,589-93. 2006.

4 オーラルフレイル各論2：身体面のフレイル期・重度フレイル期

❶ はじめに

　オーラルフレイルの身体面のフレイル期・重度フレイル期に対する対応は、要介護高齢者が抱える摂食嚥下障害への対応とも言えます。つまり従来行ってきた訪問診療場面での摂食嚥下リハビリテーションの考え方をそのまま適用することが可能です。ここではまず着目すべき背景を考えたいと思います。我々は過去に訪問診療にて嚥下内視鏡検査を行った際の初診時の栄養摂取方法と、嚥下内視鏡検査の結果勧められた栄養摂取方法とを比較したところ、介護現場では摂食嚥下機能と栄養摂取方法が一致していない場合が多いことがわかりました[1]。また、施設ごとの経管栄養後の肺炎の発症率を調査した報告では、肺炎発症率は施設によりかなりばらつくとの報告もあります[2]。つまり、経管栄養にすることで誤嚥による肺炎を抑えられるわけではないことがわかります。そのほか、一側性脳血管障害後の嚥下障害の発生率の調査では、発症後48時間以内には3割程度が嚥下障害を呈するが半年後には0.2％に低下する[3]、急性期には3～4割の嚥下障害が認められるが慢性期では1割に満たないとの報告もあります[4]。さらに胃瘻増設を行った302名の入院患者に対するその後の経口摂取状況の調査では、44名が経口摂取可能となり、そのうち15名は十分な経口摂取が継続できたとの報告もあります[5]。そのほか、胃瘻の在宅療養患者に対する調査からは、嚥下内視鏡検査を行うことで約8割の患者が経口摂取可能であるという報告もなされています[6]。

　これらを踏まえると、退院や転院時に経口摂取ができないと判断された場合でも、継続した対応を訪問診療場面で行うことが重要であると言えます。

❷ 要介護高齢者に対する摂食嚥下機能の評価

　摂食嚥下機能を評価する場合には、単に嚥下の状態のみを評価するのではなく、どの辺りが介入のポイントであるのか、何が悪くて食べることに問題を引き起こしているのかと考えるのが良いでしょう。摂食嚥下機能を低下させる要因をまとめてみると、例えば何らかの疾患や加齢等を原因とした麻痺だけではなく、廃用や認知症、薬剤の影響によっても摂食嚥下機能は低下します（**図1-4-1**）。また、歯の減少を含むオーラルフレイルによっても摂食嚥下機能は低下し、脱水・低栄養や服薬困難等により介護環境や過ごし方に問題が生じると、認知症や廃用といった全身的な症状だけではなく、オーラルフレイルにも悪影響を及ぼしてさらに摂食嚥下機能は低下するのです。摂食嚥下が困難な患者に対しては嚥

下訓練を取り急ぎ行いたくなるかもしれませんが、重度の患者に対する場合にはすぐに訓練を適用しようと考えるよりも、何が悪くて食べられなくなっているのか、食べられないことによりどのような問題が生じているのかをよく考えなければなりません。それにより、有効かつ現実的な対応に近道でたどり着くことができます。例えば、本人の機能自体にほとんどアプローチすることができないような場合には、周りの環境を変える、過ごし方を変えるということに目を配って、安全に口から食べることを実現しようと考えることがむしろ大切になります。

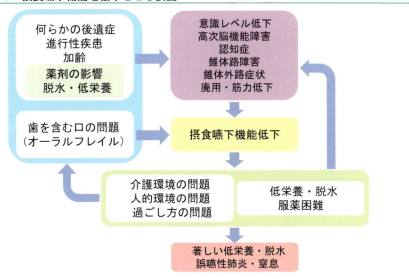

■図1-4-1　摂食嚥下機能を低下させる要因

　では実際に嚥下機能の詳細をどのように評価するかという視点から考えると、訪問診療場面では特に嚥下内視鏡検査が有効です。嚥下内視鏡検査は経鼻的に内視鏡を挿入して咽頭部を観察したまま食物を摂取させ、誤嚥や不顕性誤嚥の有無、嚥下後の咽頭残留の状態や位置を確認するものです。異常所見が見られた場合には、減らす方法や適応となる訓練方法を考えるための検査法であり、近年機材の小型化が進んでいるために在宅や施設へ持ち込んで機能検査を行うことが一般的になりつつあります。重度の患者に対してはこのような評価を行って、機能障害の程度を確実に把握しておくのが良いでしょう。

❸ 摂食嚥下に関連する医療資源

　摂食・嚥下に関連する地域連携を進めるための情報源としては、摂食嚥下関連医療資源マップ（http://www.swallowing.link/）があります[7]。日本全国で摂食嚥下に対応できる医療機関をマッピングしてあり、現在1,100件程度の登録件数があります。実際に医療資源を探す際に使用するだけではなく、資源を明らかにした上で地域に合った形で医療介護連携、医科歯科連携を進めていく目的での利用にも良いと思います。なお、医療資源の紹介のみならず、連携のガイドブックもサイト上に掲載されているので必要箇所を参考にすることもできます。

❹ まとめ

　重度の患者に対しては、訪問診療での対応が必須です。退院や転院時に経口摂取ができないと判断された場合でも、その後回復していく症例も存在することを念頭に置いて継続して対応することが重要です。摂食嚥下機能を評価する場合には、単に嚥下の状態のみを評価するのではなく介入のポイントをよく考えるべきですが、嚥下機能の詳細を訪問診療場面で評価するという意味で言うと嚥下内視鏡検査が有効です。また、今後さらに患者数が増えることを考えると、摂食嚥下に対応できる医療資源を明らかにした上で連携を考えることがさらに重要となります。

文献

1）服部史子，戸原玄，中根綾子，大内ゆかり，後藤志乃，三串伸哉，若杉葉子，高島真穂，小城明子，都島千明，植松宏．在宅および施設入居摂食・嚥下障害者の栄養摂取方法と嚥下機能の乖離．日本摂食・嚥下リハビリテーション学会雑誌．12(2), 101-108. 2008.

2）Finucane TE, Bynum JP: Use of tube feeding to prevent aspiration pneumonia, Lancet. 348（9039），1421-1424. 1996.

3）Barer DH: The natural history and functional consequences of dysphagia after hemispheric stroke, Neurol, Neurosurg, Physchatry. 52, 236-241. 1989.

4）才藤栄一，千野直一．脳血管障害による嚥下障害のリハビリテーション．総合リハビリテーション．19(6), 611-615. 1991.

5）Yokohama S, Aoshima M, Koyama S, Hayashi K, Shindo J, Maruyama J. Possibility of oral feeding after induction of percutaneous endoscopic gastrostomy. Journal of Gastroenterology and Hepatology. 25, 1227-1231. 2009.

6）原豪志，戸原玄，近藤和泉，才藤栄一，東口高志，早坂信哉，植田耕一郎，菊谷武，水口俊介，安細敏弘．胃瘻療養中の脳血管障害患者に対する心身機能と摂食状況の調査．老年歯科医学．vol29(2), 57-65. 2014.

7）高齢者の摂食嚥下・栄養に関する地域包括的ケアについての研究 平成26年度委託業務成果報告．厚生労働科学研究委託費（長寿・障害科学総合研究事業）．業務主任者戸原玄．

5 診療室で行うフレイル対策

　歯科医療機関はほかの医療機関と比べて、長く患者と関わっている場合が多くあります。歯科の代表的な疾患である歯周病が慢性疾患であることと、歯科疾患が生活習慣に強く関連を示すことが、その理由の一つです。また、かかりつけ歯科医を推進し、定期的に患者の受診を促すなどしているためでもあります。

　高齢者は、加齢と共に筋力や運動の巧緻性が低下することによって咀嚼機能も低下します。また、脳血管疾患の発症や加齢と共に発症頻度を増す様々な疾患によっても口腔の運動機能は低下します。口腔機能（摂食機能）と高齢者の生活機能は密接に関連していることから、口腔機能の低下に伴うフレイルの問題、又は、フレイルによって生じる口腔機能の低下の問題に対しては、高齢者が要介護状態にならないために十分な対策が必要です。これらのことから、地域に広く根差す歯科医院の役割は大きいと言えます。

　高齢者の摂食機能にとって大変重要な咀嚼機能を維持するためには、歯によって構成される咬合支持（歯と歯の噛み合わせ）が十分に存在することが重要です。8020運動は、歯周病やう蝕（むし歯）を予防し、歯科受診を促進する成果をもたらしたので、昨今では、天然歯（自分の歯）を残す人が多くなりました。一方で、不十分な咬合支持を持つ人もいまだに多く存在するのも事実で、さらなる歯科受診の勧奨が重要であると言えます。同時に、咀嚼器官である舌や頬、口唇、下顎といった器官がお互いに協調性を持ちながら巧みにかつ力強く運動することが求められます。咀嚼機能の低下の原因としてこれらの機能の低下も重要な要因となるので、咀嚼障害の原因についての評価に基づき、口腔の運動機能に注目した各種機能訓練を実施することが求められます。さらに、回復が困難な運動機能障害に基づく口腔機能障害（咀嚼障害）に対しては、食形態の調整や栄養指導等の対応も求められます。

摂食嚥下機能、口腔機能低下を主訴に外来受診した患者100名の舌の運動の力を示す舌圧と摂食機能の関連を示しました（**図1-5-1**）。Utanoharaらの報告によると、健康成人の舌筋力（舌圧）の平均は約40kPaであるのに対して、最も軽度なFILS9（食物の制限はなく、3食を経口摂取しているが観察の必要なレベル）においても25.8±7.8kPaと30kPaを下回る値となっていました。

■図1-5-1　舌圧と摂食状況との関連

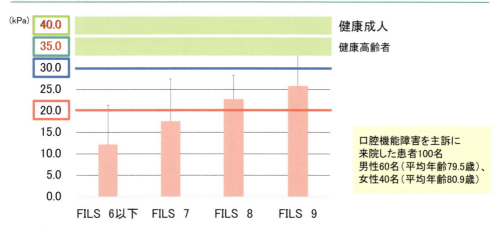

■図1-5-2　従来の取組からフレイル対策の取組へ

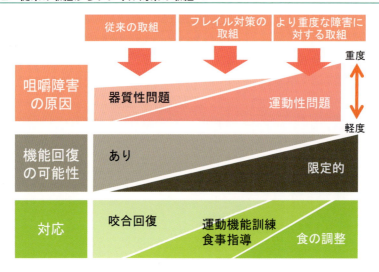

　これまで、歯科医療においては、咬合支持の回復を中心に取り組んできました。一方で、口腔の運動機能の低下を原因とした口腔機能の低下に対しては十分な取組が行われてきませんでした。より重度な障害に移行する前に、十分な対応が必要となります。

文献

Utanohara Y, Hayashi R, Yoshikawa M, et al. Standard values of maximum tongue pressure taken using newly developed disposable tongue pressure measurement device. Dysphagia. 23, 286-290. 2008.

コラム：認知症とオーラルフレイル

　人は社会に帰属し、関わりながら社会的に立ち振る舞い、生活しています。しかし高齢期になって退職し社会的な生産活動から離れると、活動範囲が狭くなることで、社会的活動や参加が制限されがちになります。そうした社会的役割の喪失に加え、自らの生活機能の低下を自覚し、家族や友人との離別等による喪失体験、社会的環境の変化等も、精神的な変化や意欲の低下につながり、結果的に高齢者にはうつ状態が多く認められます[1]。意欲・気力の低下は、倦怠感、日常活動性の低下や生活機能、身体機能の減退をさらに招き、閉じこもりがちになります。また清潔保持に関する活動意欲も低下するなど、身体・口腔の清潔保持の低下や口腔機能低下が起こりやすくなります。うつ状態による食欲低下は食事摂取量の低下、食事の多様性の低下、偏食等により栄養状態を悪化させます。高齢期に生じるうつ症状は集中力や気力の低下から、まるで認知症になったかのように見られるケースがあるため（仮性認知症）、慎重な観察が必要です。

　地域で暮らす高齢者のフレイル予防やオーラルフレイル対応を考える上で、過去に脳血管障害や外傷、手術等の既往がある高齢者は、特に注意する必要があります。過去に脳血管障害を発症していても後遺症が軽度であるケースでは、社会生活に復帰しているケースも珍しくない時代になりました。従って脳血管障害の既往がある、地域で暮らす高齢者にも対応する準備をしておく必要があります。脳血管障害はその誘因となる疾患（高血圧や高脂血症、動脈硬化、心房細動、糖尿病等）の特徴から、再発を起こしやすい病態です。軽微な脳の器質的病変の多発や、再発、種々の後遺症に向き合うことで、ふだん何気なく行っていた生活行動が困難になり、社会的な役割の変化が起こることはストレスとなり精神的な負担となります[2]。こういった活動意欲の低下や、脳血管障害後のうつ状態は、「Post Stroke Depression（PSD）」[3]と呼ばれ十分な配慮が必要です。

　また、認知症の初期症状にも十分に注意する必要があります。認知症は高齢期で発症する疾患であると考えられていましたが、現在では、実際に生活機能障害が発症する10年以上前から脳の中に原因となるアミロイドベータタンパクが蓄積し始めていると報告されています。一般的に認知症と診断されるきっかけは、周囲の人が度重なる様子の変化に気付き、受診を促す等が多く見られますが、当の本人にとっては他人には言えない変化を感じてその悩みを抱え込んでいるケースも多く見られます[4]。他人に言えないような失敗や不安を抱えていることでうつ症状が起こりやすく、そのせいで日常の活動が低下してしまうことが、フレイルを招き転倒などの原因にもなります。このように認知機能低下の初期では、落ち込みから活動を自ら制限してしまうことも多く、身体の活動同様に会話や表情等口腔顔面の活動も制限されてしまうことで、オーラルフレイルにつながります。

　以上に挙げた疾患群以外にも、高齢期では薬剤の影響があります。睡眠障害も高齢

期で生じやすい状態ですが、睡眠導入薬、抗うつ剤や抗不安薬、精神科の薬剤等の副作用としても口腔乾燥、味覚障害等があります。口腔乾燥や味覚障害は、オーラルフレイルにつながり、また食欲低下に影響します。

　一方で、オーラルフレイルが高齢者の社会活動に及ぼす影響はどうでしょうか。オーラルフレイルは、摂食嚥下機能の低下だけではなく、口臭の増加、構音障害、審美的問題等人とのコミュニケーションを阻害する要因につながり、社会参加を妨げることにもなります。以上に挙げたうつや認知機能低下の予防方法の一つに、社会参加の維持促進が挙げられています[4]。社会とのつながりを良好に維持するためにも、よく笑い、よく会話でき、皆と楽しくおいしく会食できる口腔機能の維持は非常に重要です。

文献

1）大野　裕他. うつ予防・支援マニュアル. うつ予防・支援についての研究班. 厚生労働省老健局. 2005.
2）江藤文夫, 坂田卓志. 脳血管障害後遺症患者の健康関連Quality of Lifeに影響を及ぼす要因の研究. 日本老年医学会雑誌. 37(7), 554-560. 2000.
3）木村真人. 脳血管障害を伴ううつ病. 日本医科大学医学会雑誌. 1(1), 12-16. 2005.
4）井藤英喜, 粟田主一監修. スーパー図解認知症・アルツハイマー病‐予防・治療から介護まで、これで安心の最新知識. 法研. 86, 50. 2010.

II

高齢者の口腔

1 口腔機能について

❶ 高齢者の口腔機能

　高齢者が自立した地域での日常生活を営み、「日々の暮らし」を楽しむためには、良好な身体機能と社会活動が不可欠です。その基盤になるのは身体機能・生理機能と精神機能の維持・向上です。中でも口腔は呼吸器と消化器の入り口であり、まさに「身体の入り口」ですから、摂食・咀嚼・嚥下機能のみならず、唾液分泌、知覚（味覚や温度感覚、痛覚、触覚等）が重要ですし、社会生活を楽しむためには発音・構音の機能も欠かせないものです。口元は常にその人の個性と自己実現の源であり、コミュニケーションや情動の表出、さらに審美的要素も加わって、心理、社会的機能をも担っています。従って「口腔機能」は「いのち」「からだ」「こころ」「かかわり」と言った「くらし」に必要な条件を支える基本的機能と言えます。

　口腔機能を傷害する要因の多くは歯の喪失であることは周知のとおりでしょう。成人期から高齢期に至るまでに、う蝕（むし歯）や歯周病といった生活習慣病による歯の喪失が蓄積されて、高齢期までに咀嚼機能や嚥下機能が障害されます。

　一方、頬や唇、喉の機能を含む口腔機能は、脳血管障害や口腔がん等が原因で特異的に機能低下を招く場合を除いて、その機能の低下は加齢と共に起こることが知られています。このような加齢と共に起こる機能低下は、知らず知らずのうちに生活上の不具合として潜在化し生活機能の障害となっていきます。オーラルフレイルへの対策は、潜在化する口腔機能低下を早期に発見し早期対処するために、口腔機能評価を行った上で医療や多職種の協働による個別プログラムを立案し、地域で実践するサービスです。

■図2-1-1　フレイル予防の位置付け

ライフステージに合わせた対応を！

疾患の早期発見・早期対処　→　生活の不具合（機能低下）の早期発見・早期対処

生活習慣病予防　　　　　　　　フレイル予防

　歯科領域のヘルスプロモーションは、「8020運動」を中心としたう蝕（むし歯）、歯周疾患等、疾患が中心でした。世界一の長寿国となった我が国では、高齢期のライフステー

ジを健やかに過ごすために、機能の維持を見据えた対応が必要です。すなわち疾患を中心としたプロモーションから、口腔領域を中心とした生活の不具合（機能低下）に焦点を合わせたプロモーションが必要となっているのです（**図2-1-1**）。

オーラルフレイル対策では口腔機能に焦点を当て、「食べる機能」を中心とした咀嚼機能や嚥下機能の維持、また気道感染予防等にも重要な口腔清潔行為の習慣化も重要な柱の一つです。身体機能の一つである口腔機能は、手指、上肢、下肢の運動機能、呼吸機能等とも関連しており、運動器の機能向上、社会生活の維持とも密接に関連しています（**図2-1-2**）。オーラルフレイル対応を実践するに当たっては、口腔機能の基礎的知識と適切な機能評価方法を把握すると共に、摂食嚥下機能訓練、食事環境指導、栄養や食事形態の指導等の知識も大切です。

口腔機能を維持、改善することは、高齢者が自立した社会的な生活の中で、家族を含めた良好な人間関係を形成するためにも役立ち、自己実現を目指した豊かな生活に欠くことのできない「食」への支援でもあります。そして栄養改善、運動器の機能向上と共に、フレイル予防へ大きな貢献ができます。

■**図2-1-2　オーラルフレイル対応の位置付け**

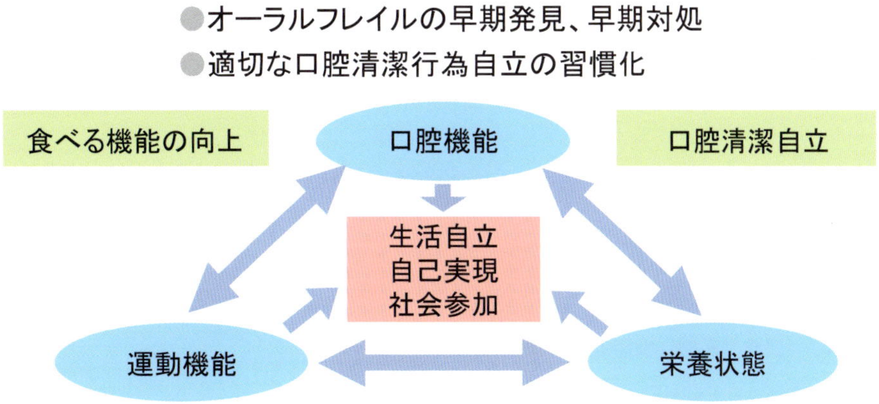

❷ オーラルフレイル対策がもたらす社会的な生活

オーラルフレイル対策は、食生活の改善だけではなく、人間関係を維持し高齢者の社会参加を容易にして「閉じこもり予防」にも役立つと共に、喪失感の多い高齢者の心理社会的な効果も考えられます。

高齢者の生活機能低下予防として認知症予防は重要です。運動機能改善、栄養改善、口腔機能向上等のサービスの実施により、認知機能へ刺激を加え、認知機能低下の危険因子の低減を図ることが大切です。オーラルフレイルに対応するためのトレーニングは、咀嚼機能の向上と共に記憶、学習についての効果も期待されます。「パ・タ・カ・ラ」等の発音や歌等は単に摂食嚥下機能訓練だけではなく、思考、言語の機能賦活化、また、鏡を見ながら歯ブラシをするなどの口腔清掃は、口腔内への適正刺激を入れると同時に注意分割、視空間認知等の認知機能との関連も想定されます[1)]。

❸ 密接に関わる食と口腔機能

　高齢者の生活機能に大きく影響する「食」「栄養」は、分野横断的な大きな課題です。たんぱく質・エネルギー低栄養状態（protein energy malnutrition：PEM）[2]のリスク者が多い高齢者への「食」「栄養」への援助については、ＱＯＬを確保する意味でも、"楽しく、おいしく、安全に、栄養となる"ことを目標に、"栄養の摂取"、"楽しみとしての食事"、"社会性の維持としての食事"という様々な面からの取組が求められています。

　周知のとおり、様々な食べ物をよく噛んでバランス良く食べることが健康的な食生活です。オーラルフレイルにより歯応えのある食べ物をしっかり咀嚼できなくなると、食事の内容に偏りが起こりやすく、結果的に摂取できる栄養素が偏ることになります。従ってオーラルフレイル対策は、総合的な栄養管理サービスの一環として捉えることも必要です。高齢者の生活は、長い間生活してきた経過の中で形成されており、生活習慣、嗜好については複雑で個性的です。特に地域で暮らす高齢者の「食」について指導を行う際は、高齢者本人や家族の心理的な影響も考慮する必要があるため、その人・その家族の食生活、調理環境等生活歴を十分把握してから、対策を立て、指導することが重要です。

　「食」は生き物が生活する上で基本的な生活行動です。その「食」を支える健全な口腔機能については、思いのほか考えを巡らさずに生活していますが、いったんひどく口腔機能を失うと（例えば歯や義歯が痛くて食事が食べられない時等）急に口腔機能の重要性に気が付きます。すなわちオーラルフレイルは、日常生活動作の中でも、初期においては潜在化し気が付かない機能低下であり、この悪循環（廃用症候群）を断ち切れず機能低下が高度に進行して初めて、"噛めない""食べられない""飲み込みにくい"という自覚症状が顕在化することになります（**図2-1-3**）。

■図2-1-3　口腔（咀嚼）機能低下の悪循環スパイラル

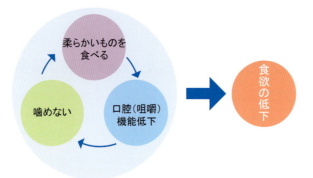

平野浩彦他：介護予防を目的とした口腔機能向上プログラムマニュアル、
　　　　　東京都老人総合研究所介護予防緊急対策室、P8、2005.より引用

この問題の解決は、機能低下がごく軽度の時期から、早期に的確な対処（義歯調整等の歯科治療やオーラルフレイル対策の訓練（トレーニング））を行うことが必要です。

オーラルフレイル対策の実施に際しては、オーラルフレイルが及ぼす生活への影響をわかりやすく、自尊心を傷つけることなく説明し、その中から、「食」についての自己実現に向けての「こうありたい」「こうしたい」といった意向を引き出し、行動変容をもたらすための意欲を引き出すこと、また継続するために楽しく継続できる環境設定をすることが重要な課題です。

❹ オーラルフレイルと要介護状態との関連

要介護高齢者のオーラルフレイルについても把握しておくことが、オーラルフレイル対策の際の説明に役立ちます。要介護高齢者の摂食嚥下機能に関連する因子の検討では、年齢や脳血管障害・認知症等の要因があっても、舌の運動機能低下や、身体（主に四肢）の筋肉量が大きな影響を及ぼしていたと報告されています[3]。これは、摂食嚥下機能低下をごく軽度のうちから捉え、わかりやすいトレーニングにつなげることの重要性が示されていると言えます。高齢者にとっての摂食嚥下機能低下は、「食」のみならず、生活の楽しみ、張り合い、そして感染症発症や生命予後等様々なことに影響を及ぼす問題です。従って、摂食嚥下機能を良好に維持するためにもオーラルフレイル対策が重要であると言えます。

このような要介護高齢者の口腔機能低下や摂食嚥下機能低下の知識を持って、要介護状態になる前段階の高齢者に対するオーラルフレイル対策の指導に生かす工夫が重要です。介護予防やフレイル対策同様に、オーラルフレイル対策には、適切な機能評価と医療を含めた連携が必要であり、地域における多職種間での連携、協働体制の構築が必要です。従って専門職同士の知識の共有にもこのような情報を提示することが、多職種間の目的の共有につながります。

文献

1）小野塚実他. 咀嚼と脳の活性，ヘルス・プロモーションとオーラル・ヘルス. 日本歯科評論別冊. 25-34. 2002.
2）小山秀夫, 杉山みち子. 高齢者の栄養管理サービスに関する研究報告書（主任研究者：松田　朗）. 厚生省老人保健事業推進等補助金研究. 1997.
3）Murakami K, Hirano H, Watanabe Y, Edahiro A, Ohara Y, Yoshida H, Kim H, Takagi D and Hironaka S. Relationship between swallowing function and the skeletal muscle mass of older adults requiring long-term care. GGI201515(10), 1185-1192. 2015.

2 口腔機能のメカニズム

❶ 口腔機能を理解するための解剖

　食べる機能に直接関係する主器官として口腔、鼻腔、咽頭、喉頭、食道があります（**図2-2-1**）。

　口腔は食物を取り入れる入り口であり、消化器官の入り口と捉えることができます。前方の口唇（上・下唇）、側方の頬、上部の口蓋（硬・軟口蓋）、さらに下部の舌、口底で囲まれた空間で、後方は咽頭へとつながっています。口腔は口腔粘膜で被覆されており、その表面は、唾液により潤されています。

　表2-2-1に口腔各部の機能を整理しました。

■図2-2-1　口腔の主要器官

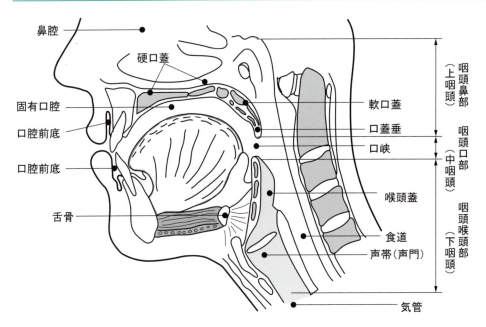

■表2-2-1　口腔各部の機能

口唇の機能
①物を挟み（捕食）、保持する。
②咀嚼時に口裂を閉じ、食物が口腔外に洩れるのを防ぐ
③頬とともに口腔内圧を保持する
④咀嚼時、口腔前庭に入った食物を固有口腔に押し出す
⑤赤唇部は感覚が敏感で食物の性状を感知し、危険物の摂取を防ぐ
⑥舌と唇が互いに歯を押し合い、歯並びを保つ
⑦上下の口唇の開閉により息を調節して発声を調整する
⑧表情をつくる
⑨顎の開閉運動を調整する

頬の機能
①食物を噛み砕くとき、舌と協調し食物を歯列の上にのせ、そこに保持する
②舌と頬で互いに歯を押し合い、歯並びを保つ
③舌とともに口腔内を陰圧、陽圧する
④表情をつくる

口蓋の機能
①舌により食物を押しつけられることで、食物の性状を知る
②やわらかい食物を舌とともに圧縮し押しつぶす
③口腔の上蓋となり、発生時の共鳴腔をつくる
④軟口蓋は、嚥下時、鼻咽腔閉鎖・食塊の形成に重要な役割を果たす
⑤口蓋の味蕾で味を受容する

舌の機能
①捕食された食物を移送または保持する
②食物の物性や口腔内での形状、位置を調べる
③口蓋との間でやわらかなものを押しつぶす
④舌の味覚、一般感覚により、嚥下に適さない食物を選択する
⑤舌感覚を刺激して唾液分泌を促す
⑥食物と唾液を混合して食塊を作り、嚥下時に咽頭に送り込む
⑦舌根部粘膜の感覚は嚥下反射を誘発する
⑧形を変えることで、構音に参加する
⑨口唇や頬の圧で食物を内側に動かないように、舌で外側に押す

（摂食・嚥下障害の評価法と食事指導　医歯薬出版より抜粋一部改変）

　表情をつくる筋肉は多くあり、特に口輪筋は嚥下の際に口唇をしっかり閉鎖させ、口腔内の食物を送り込む圧をつくることに関与します（**図2-2-2**）。また、食べこぼしにも関連する筋肉です。

■図2-2-2　表情をつくる筋肉

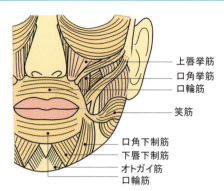

井出吉信、小出馨、他：補綴臨床別冊　チェアサイドで行う顎機能検査のための
基本　機能解剖　医歯薬出版　2004.を一部改変

② 顎運動について

　顎運動は上顎骨と下顎骨との相対運動で、咀嚼運動の一部です。顎運動は主として咀嚼筋と舌骨上筋群（顎二腹筋（前腹・後腹）、顎舌骨筋、オトガイ舌骨筋、茎突舌筋）さらに舌骨を固定する際に舌骨下筋群も関与します。咀嚼筋には、咬筋、側頭筋、内側及び外側翼突筋の四種類の筋があります（**図2-2-3**、**2-2-4**、**2-2-5**）。閉口時には咀嚼筋が使われ、開口時には舌骨下筋群が舌骨を固定し、舌骨上筋群が収縮することにより開口します。ただ、咀嚼筋の外側翼突筋は下顎を前方及び側方へ動かすことにより、結果的に開口させることになります。

■図2-2-3　舌筋群の名称

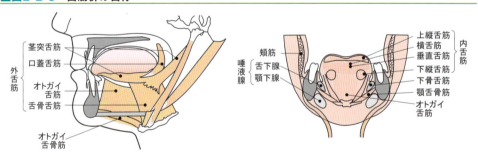

井出吉信、小出馨、他：補綴臨床別冊　チェアサイドで行う顎機能検査のための
基本　機能解剖　医歯薬出版　2004.を一部改変

■図2-2-4　咀嚼時の口腔を取り囲む組織

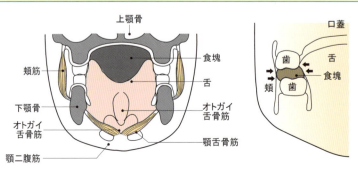

■図2-2-5　咀嚼筋

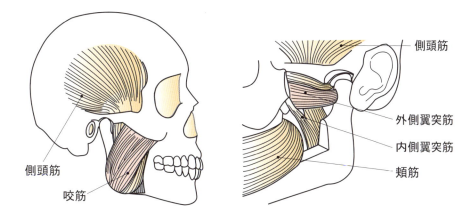

❸ 鼻腔・咽頭・喉頭・食道の構造

鼻腔…呼吸器の入り口であり、後方で咽頭とつながっています。嚥下時には、軟口蓋と上咽頭収縮筋が収縮し、鼻腔と咽頭腔の通路を遮断します。この機能を鼻咽腔閉鎖機能と呼びます。

咽頭…鼻腔、口腔、喉頭と頸椎の間に位置し、消化器官で気道としての意味合いも持つ約12㎝の中空の器官です。上方は口腔、下方は食道とつながります。咽頭は咽頭鼻部（上咽頭）、咽頭口部（中咽頭）、咽頭喉頭部（下咽頭）から構成されます（**図2-2-1参照**）。

喉頭…喉頭蓋の先端から、輪状軟骨の下端までを言い、嚥下時に挙上し、これに伴い喉頭蓋は喉頭口に覆いかぶさり蓋をすることで、気道への食物の進入（誤嚥）を防止します。RSST（反復唾液嚥下テスト）は嚥下の際、この一連の動きを喉頭隆起の動きを介し触診する検査法です。喉頭は声帯を開閉させ声の高さや質を変える役割も併せ持ちます。喉頭を構成する軟骨は、甲状軟骨、披裂軟骨、喉頭蓋軟骨、輪状軟骨であり、それらの軟骨は靭帯と喉頭筋でつながっています。喉頭蓋軟骨は嚥下時に喉頭口をふさぐ蓋となる軟骨です。

食道…第6頸椎の位置から始まり、気管分岐部の後ろを通って胃へ下降する約25㎝の中腔の器官です。食塊が通過する際には広がりますが、それ以外は前後にやや圧平された状態で閉鎖しています。この点が気管と異なる点であり、このことが飲食物の食道から上方器官への逆流を抑止しています。食道は縦走筋と、その内側にある輪状筋でできており、これらの筋が蠕動運動と呼ばれる動きをすることで、食塊を胃の中へあたかも絞り込むように送り込む動きを呈します。

❹ 唾液腺について

唾液は口腔内を湿潤させ、食物の嚥下をしやすくし消化を助けるなどの働きがあり、健全な口腔には欠かせないものです。一般に成人では1000〜1500㎖／日分泌されると言わ

れています。唾液は99％は水分で、ほかにタンパク質（アミラーゼ、ペルオキシターゼなど）、糖タンパク質（ムチン、分泌型免疫抗体）等が含まれており、様々な機能を有しています[1]。従って、唾液分泌量が減少するとこれらの機能が失われ合併症状が生じます。

唾液は大唾液腺と小唾液腺でつくられ、大唾液腺には耳下腺・顎下腺・舌下腺があります（図2-2-6）。

■図2-2-6　3大唾液腺の位置

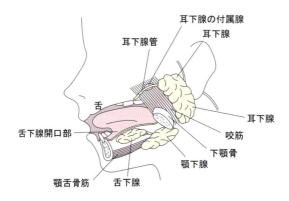

出典：河村洋二郎、口腔生理学、第1版、永末書店、P279、1979.

耳下腺は最も大きく、下顎枝後方から耳の前方部にかけて存在し、顎下腺は唾液は流出するタイミングを基準に分類すると、大きく分けて刺激時唾液と安静時唾液に分けられます。食物を食べたり酸味のあるものを思い浮かべるなどして分泌するものが刺激時唾液で、そういった刺激がなく分泌するものは安静時唾液と呼ばれます。刺激時唾液の50％は耳下腺、35％が顎下腺、7～8％が舌下腺からの分泌と言われますが、安静時は耳下腺からの分泌は25％で、顎下腺から60％、舌下腺から7～8％分泌されます[2]。唾液の性質は、耳下腺は漿液性、顎下腺は粘液性と漿液性の混成、舌下腺は粘液成分が主体です。

5 正常な摂食嚥下機能

「食べる」、「話す」、「笑う」など、口腔・顔面領域には、生活に直結した重要な機能が集まっています。中でも、食べるという行動（摂食行動）は、個体や種族の維持に不可欠な生命活動である本能行動の一つとされています（図2-2-7）。しかしながら、食べることは、こういった本能行動として栄養を摂取し、生命を維持する（生理的意義）だけでなく、食欲が満たされることによる満足感や意欲の向上（精神的意義）や、コミュニケーションの場等社会とのつながりとしての意味（社会的意義）もあります。

おいしく、そして安全に食事を楽しむ支援をするために、食べる機能を十分発揮するメカニズムを知っておく必要があります。食事場面の観察を行う時には、食塊が口腔・咽頭・食道のどの位置にあるのかなど、嚥下運動の全体を評価することが大切になります。

■ 図2-2-7 本能行動

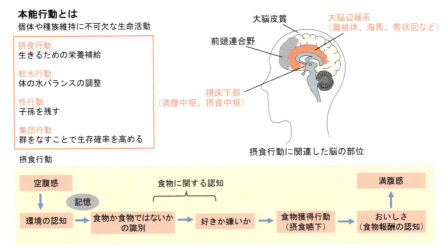

才藤栄一、向井美惠監修：摂食・嚥下リハビリテーション第2版、医歯薬出版、P52、2007. より改変

1 食べる機能（摂食嚥下運動）のプロセス—Leopoldの5期モデル

摂食嚥下運動は、Leopoldらが提唱した5期モデルで[3]、先行（認知）期、準備（咀嚼）期、口腔期、咽頭期、食道期の5つのステージで説明されます（図2-2-8）。それぞれのステージごとに筋肉や神経は複雑な協調運動をしています（図2-2-9）。

■ 図2-2-8 食べる機能のメカニズム

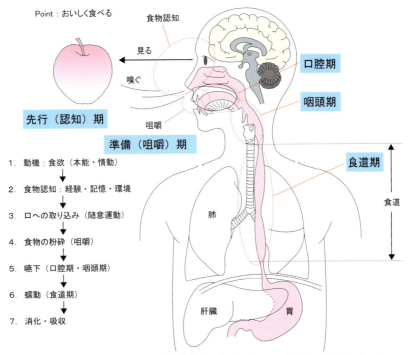

日本歯科衛生士会監修：歯科衛生士のための摂食・嚥下リハビリテーション、医歯薬出版株式会社、P23、2011. より改変

■図2-2-9 摂食嚥下運動のステージ

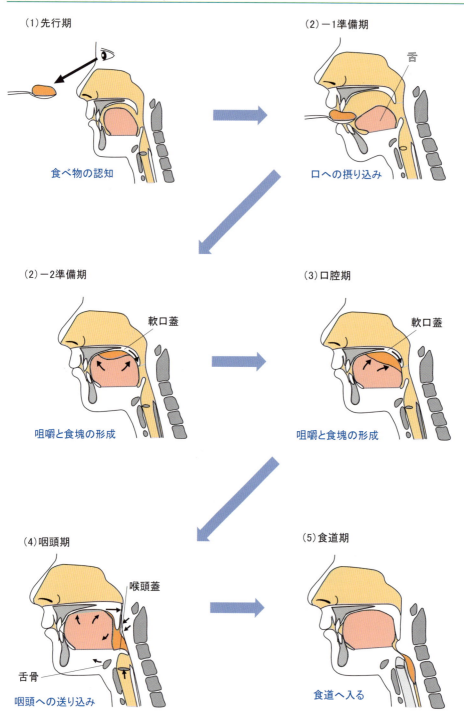

(1) 先行期　食べ物の認知

(2)-1 準備期　口への摂り込み

(2)-2 準備期　咀嚼と食塊の形成

(3) 口腔期　咀嚼と食塊の形成

(4) 咽頭期　咽頭への送り込み

(5) 食道期　食道へ入る

井出吉信、山田好秋監修：摂食・嚥下のメカニズム　医歯薬出版より一部改変
向井美惠、鎌倉やよい編：摂食・嚥下障害の理解とケア　学研より一部改変

(1) 先行（認知）期

　食べ物を口に取り込むまでを先行期と言います。目で見て（視覚）、手に触れて（触覚）、匂いを嗅いだり（嗅覚）、音を聞いたり（聴覚）することによって、食べられる物かどうか、好きか嫌いかなどを判断するほか、口に運ぶ量等を決定していきます。

(2) 準備（咀嚼）期

　食べ物を口に入れると、その硬さ、形、大きさ、温度等の様々な情報を口唇や口腔内の感覚で判断します。そして、口に取り込まれた食べ物は、咀嚼運動により粉砕し、唾液と混ぜ合わさることで食塊を形成して、飲み込むための準備をしていきます。

　この時、口の周りの筋肉（口輪筋）が食べ物を口からこぼさないように働き、頬筋は、上下の歯で咀嚼した食べ物を口腔内で保持するように働きます。また、舌は、咀嚼運動で食塊形成を行う上で重要な役割を果たします。

(3) 口腔期

　口腔期とは、食べ物を咽頭に送り出す時期で、咀嚼筋や舌筋等口腔周囲の多くの筋や神経が関わっています。意識的な運動（随意運動）から次第に反射性の運動（不随意運動）へと移行する時期です。

　口唇は閉鎖し、舌の先（舌尖）は、上顎前歯付近を持ち上げるように動きます。舌の後方である舌根部は軟口蓋と接するように上に持ち上がり、舌上にのっている食塊は咽頭の方向に送り込まれていきます。

　舌は形を変化させて、舌根部は下方に移動し、咽頭部が開くことによって、食塊を咽頭に流すための経路を形成します。軟口蓋が持ち上がることによって、口腔と鼻腔が遮断（鼻咽腔閉鎖）されます。この鼻咽腔閉鎖は、食べ物が鼻腔に進入するのを防ぐ働きをするため、食塊が咽頭に入るまでの約1～1.5秒の間は、一時的に呼吸が停止します。

(4) 咽頭期

　食塊が咽頭部に送り込まれ、食道入口部を通過するまでの時期を咽頭期といいます。この時期の運動は、反射性の運動（不随意運動）です。舌の動きによって、食塊を咽頭口部から下咽頭まで送り込みます。咽頭筋は下咽頭を上に引き上げ、喉頭口は喉頭蓋により閉鎖されることにより、食物が気道へ流れ込まないように防御するメカニズムが働きます。喉頭は、同時に前方にも偏移するため、食道が拡張する余裕ができます。食塊は嚥下時に、一部喉頭蓋の上を通過しますが、そのほとんどは喉頭口の左右にある梨状陥凹を通過します（図2-2-10）。

■図2-2-10 準備期〜咽頭期

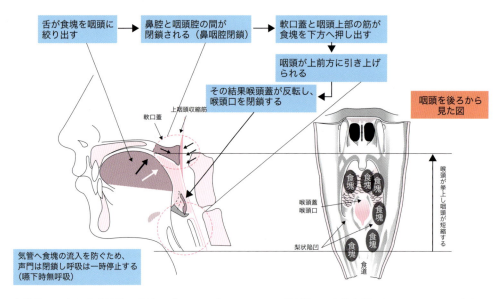

才藤栄一、向井美惠監修：摂食・嚥下リハビリテーション第2版、医歯薬出版、P57、2007．より改変

(5) 食道期

嚥下時に、食道の入り口から胃の入り口まで食塊が移送される時期を食道期と言います。食塊は、蠕動運動という食道筋の収縮によって食道の中を通過して、胃に運ばれます。食塊が食道を通過すると、鼻腔、咽頭の順に開放されます（**図2-2-11**）。

■図2-2-11 咽頭期〜食道期

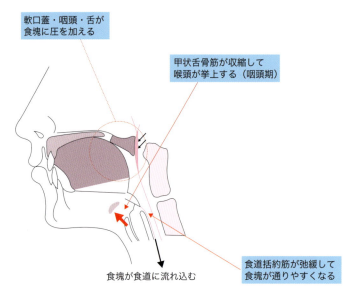

才藤栄一、向井美惠監修：摂食・嚥下リハビリテーション第2版、医歯薬出版、P59、2007．より改変

❻ プロセスモデル

摂食嚥下の過程では、実際には、準備（咀嚼）期であっても、いくらかの食塊はすでに咽頭部に運ばれているとされています。摂食嚥下は食べ物を口に取り込んでから臼歯部へと送り込むことから始まります。この移送のことを「プロセスモデル[4]」の概念では、ステージⅠ移送と呼んでいます。その後、咀嚼運動により食物を粉砕し、唾液と混和し食塊形成が始まります。この過程の後期では、食塊の一部は嚥下前に咽頭部へ流れ込んでおり、これがステージⅡ移送と呼ばれるプロセスになります。嚥下の準備を終えた食塊は咽頭に運ばれますが、すぐに嚥下が引き起こされるわけではなく、咀嚼は続いています。つまり、咀嚼期と口腔期はオーバーラップしていることになります。実際の嚥下反射は、食塊を嚥下する前に、口腔の後方部と中咽頭に集めてから始まります。嚥下反射が引き起こされると、食塊は下咽頭から食道入口部を通って食道へと移送されます。従来の嚥下モデルでは、食塊の場所によってステージが分けられ、時間的に重複することなく進んでいくとされていましたが、このプロセスモデルでは、人間の摂食行動のプロセスをうまく説明できるとされています（**図2-2-12**）。

■図2-2-12　プロセスモデル

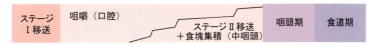

才藤栄一、向井美惠監修：摂食・嚥下リハビリテーション第2版、
医歯薬出版、P69、2007．より改変

文献
1）戸原玄，須佐千明．4唾液の生理と役割．in公益財団法人日本歯科衛生士会監修．歯科衛生士のための口腔機能管理マニュアル―高齢者編．医歯薬出版株式会社．24-29.2016.
2）渡部茂監訳．唾液―歯と口腔の健康 第3版．医歯薬出版．3-7. 2008.
3）才藤栄一，向井美惠監修．摂食・嚥下リハビリテーション第2版．医歯薬出版．51-60. 2007.
4）Palmer JB, Rudin NJ, Lara G, Crompton AW. Coordination of mastication and swallowing. Dysphagia. 7(4), 187-200.1992.

3 口腔機能障害をもたらす状態

1 加齢変化

　加齢による身体機能、精神的変化及び社会的背景の変化は、全身の筋力低下と同時に口腔咽頭筋、すなわち咀嚼と嚥下運動に関わる筋群の筋力低下を起こし、摂食嚥下障害を含む口腔咽頭機能低下を引き起こします[1]。加齢変化によって、徐々に神経病理学的にも舌、咀嚼筋を含む口腔咽頭筋、口腔咽頭の知覚に加齢変化が生じ、知覚の鈍化、刺激に対する反応や動作が遅延します。

　本来、口腔咽頭は通常に生活していれば、毎日の食事や会話で必ず使うため、機能低下に気付きにくい組織です。従って加齢に加え、会話の回数等の「使用頻度」や、硬いものを咀嚼するなどの「負荷」が減少することで、一層、廃用による機能低下が起こります。

1　筋・軟組織

　①舌：舌は、横紋筋が中心のいわば筋肉の塊です。内舌筋の筋線維が上下左右前後に入り交じり、協調して収縮することで、舌を自由に変形させることができます。一般的に筋肉の代謝はたんぱく合成とたんぱく分解によって成り立ち、加齢によってたんぱく合成は減少し、たんぱく分解は増加します[2]。加齢による影響によってたんぱく分解量がたんぱく合成能を上回ると筋量は減少するため、全身的な筋量低下と共に舌の筋量も低下します。舌の筋量が減少すると筋力も低下し「最大舌圧の低下」や「舌圧持続時間」が減少します（図2-3-1）[3]。このような筋量や筋力低下は、下肢や腹筋背筋等の体幹筋の加齢変化と同様で、全身的な筋量低下と共に舌の筋量も低下し、咀嚼や嚥下に必要な口腔内圧が低下します。

■図2-3-1　年代別・男女別の最大舌圧の平均値

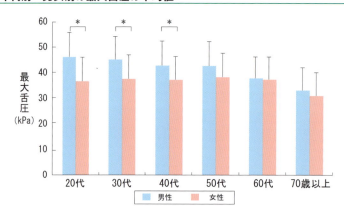

さらに、口腔内の頬や舌を含む口腔粘膜は、加齢により委縮し、弾性が低下することが知られています。舌表面を取り囲んでいる粘膜の弾性が低下することと、内部の筋線維の体積の減少、結合組織内の脂肪組織の増加が相まって、舌の可動性の低下が起こります[4]。すなわち粘膜の弾性の低下や、筋肉の減少によって、動きにくく力の弱い舌になります。

　また、「会話も楽しみながら」「常食を咀嚼し、適切に嚥下する」協調運動もまた、加齢変化で障害され、最大舌圧と舌圧持続時間の減少によって嚥下動作が障害され、咽頭圧の低下に伴う嚥下障害が出現するようになります[5]。

　②舌骨上筋群：舌骨上筋群は、嚥下運動の際に舌圧を支え、喉頭を引き上げる役割をしています。嚥下時にはこれら舌骨上筋群の収縮によって喉頭が挙上し喉頭閉鎖し、また食道入口部開大にも関与しています。全身的な筋量低下と共に、舌骨上筋群の筋量低下が起こり、高齢者では加齢変化によって、若年者に比べて喉頭・舌骨がより下方に位置するようになります。加齢変化で喉頭が下がっているほど、舌骨と喉頭の挙上量・前方移動量の低下、挙上時間の延長が起こり[3] 結果的に嚥下機能低下が生じます。具体的には、嚥下後の食物の咽頭残留、喉頭内侵入や湿性嗄声が起こる可能性が上がります。

　③咀嚼筋：咀嚼運動は咀嚼筋（咬筋、側頭筋、外側翼突筋、内側翼突筋）のほかに、舌筋群及び頬筋や口輪筋等の表情筋の動き、唾液量、歯等も関与する複雑な運動です。簡単な触診でも咀嚼筋の強さの目安が付き、噛む力の目安にもなります[6]。

　咀嚼、嚥下は重力に逆らった運動であることを踏まえると、加齢変化による筋繊維への影響が抗重力筋である咀嚼筋や嚥下に関連した筋群へも影響を及ぼすと考えられます[7]。

2　口腔咽頭の神経：感覚と運動

　健全な口腔機能にとって、口腔内や咽喉頭の知覚（触覚・味覚・温度感覚）は非常に重要な要素です。知覚神経によって、口腔内に入っているもののテクスチャー、温度や味が把握できてこそ、適切な咀嚼・食塊形成・タイミングの良い送り込みが可能になります。

　口腔や咽頭の知覚（口腔咽頭感覚）や神経活動についても、加齢変化が起こります。食物や飲み物の体積や粘度、温度の情報は、口腔咽頭の感覚受容器が反応することによって嚥下反射が誘発されます。これが65歳～75歳の前期高齢者に比べて、75歳～85歳の後期高齢者では口腔感覚が鈍く、感じにくいと言われています[8]。口腔咽頭感覚の低下は、嚥下反射惹起時間の遅延（嚥下反射や喀出反射が起こりにくい）に関係します[9]。

　加齢によって口腔感覚が鈍くなるということは、味の濃さ（味覚刺激）や体温との温度差（温度刺激）、飲食物のテクスチャー（触覚刺激）が少ない飲食物では感じにくい状態であり、さらにそれが飲み込みのタイミングのずれを起こします。また顕在化した嚥下障害が出現する前でも、非常に微細な神経病理学的な加齢変化が生じると言われています[10]。高齢者は、体温と同じ温度の唾液のように味覚刺激や温度刺激が少ない液体では、これらの刺激を感じにくく、嚥下反射を引き起こしにくい（飲み込みにくい）ため、高齢者が若者と同じように嚥下するには、より一層の努力が必要です（**図2-3-2**）。

　以上の要因による全般的な加齢による嚥下機能低下は、Presbyphagia（老嚥）と呼ばれることがあります[11]。加齢変化による咀嚼や嚥下機能低下は、脳血管障害による嚥下障害

と異なり、嚥下機能の本質が損なわれることはありません[12]。すなわち"反応するが鈍い"や、"動くが疲れる、動くが弱い"といった嚥下機能低下です。高齢者の機能の特徴を把握することで、栄養管理、食事支援の手法にも特徴を踏まえた工夫が可能になります。

■図2-3-2　唾液嚥下時の口腔内の圧力変化

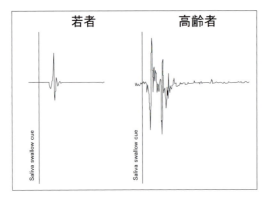

Humbert IA, Michelle E. Fitzgerald, et al. Neurophysiology of swallowing. Effects of age and bolus type. Neuroimage2009; 44(3): 982-991.

3　分泌系

　唾液腺や唾液性状の加齢変化については、刺激時唾液の分泌量に加齢の影響は少なく、安静時唾液の分泌量は加齢により減少すると考えられています[13]。特に閉経後の女性で、安静時唾液の分泌量が減少するという報告もあります。加齢によって70歳以上で唾液腺の腺房細胞の減少が生じ、また唾液の組成もムチンや分泌型IgA濃度の減少等により免疫機能の低下が起こります。一方、加齢の影響以外にも、高齢者の口腔乾燥に影響を与える要因は知られており、脱水、内服薬の副作用や精神的ストレス等があります。唾液分泌の減少をもたらす薬剤は約400種類あると言われ、特に抗不安薬や抗うつ薬、睡眠導入薬等の精神科薬剤が代表的ですが、ほかにも降圧利尿剤、抗ヒスタミン剤、抗コリン作動薬（抗パーキンソン薬）等があります[14]。

　ほかにもシェーグレン症候群等特異的に唾液分泌量の低下をきたす疾患や、呼吸器疾患等による口呼吸によっても口腔内の水分が蒸発しやすく口腔乾燥しやすいなど、疾患・機能低下の影響もあります。高齢者が抱える疾患によっては唾液分泌減少と口腔乾燥感は一致しないこともあり、評価には聞き取り評価による主観的視点と実測による客観的視点、そして背景にある要因の検討が必要です[15]。

4　全身の運動機能と口腔の機能の関係

⑴　栄養との関連

　高齢者、特に要介護高齢者を中心に高頻度に認められる「低栄養」は免疫能の低下等を招くことから、生命予後に深く関与することが知られています。従って低栄養の予防や改善は、高齢者の要介護状態の重篤化を防ぐ介護予防の重点項目でもあります。

　低栄養を示す高齢者には口腔機能が低下しているケースも認められ、口腔機能向上支援を中心とした関わりは栄養改善に寄与します。ここでは、口腔機能向上と栄養改善について概説します。

①サルコペニアとオーラルフレイルの関係

　加齢と共に身体を支える筋肉をつくる能力であるたんぱく質合成力が低下し、筋肉が著しく衰えます。このような、加齢に伴う骨格筋の量や筋力の低下を「サルコペニア（筋肉減弱症：サルコ＝筋肉、ペニア＝減少）」と呼んでいます[16]。筋肉の減少は、筋力の低下にもつながり、身体機能の低下を招きます（**P8参照**）。また、筋肉は体の中でも体熱を多く産生する重要な器官です。すなわち、筋肉が衰えると、基礎代謝量が減少し、エネルギーの消費量の低下を招きます。これは、不十分な栄養摂取につながり、体たんぱく質の合成を低下させ、サルコペニアを取り巻く「負のスパイラル」を形成することになります（**図2-3-3**）。また、筋肉はたんぱく質を貯蔵する最大の器官でもあり、筋肉の減少は栄養素を貯蔵するといった面からも大きな問題となります。

　サルコペニアと言われる状態は、口腔内にも現れることが予想されます[17]。加齢と共に舌の筋力が低下し、さらに、要介護高齢者は介護度の悪化と共に、舌の筋力は口唇の筋力と共に低下することが報告されています[18]。体幹を支える筋力が低下すると自分の身体を支えることができなくなり、身体機能の低下につながります。同様に、舌等の口腔の筋力が低下した場合は、食べる機能の低下をきたすことが予想され、このことは、「むせ」や「食べこぼし」をする人ほど舌の筋力が低下していたという報告からも裏付けられています[18]。

　サルコペニアの対策として、体たんぱく質の材料となる栄養素（たんぱく質）をとることや、体たんぱく質合成を促進するためにレジスタンス運動（重量の刺激を筋肉に与える運動）を行うことが推奨されています[19]。同様に、口腔機能向上訓練によって舌の筋力が上昇することが示されています[20] [21]（**図2-3-4**）。

■図2-3-3 サルコペニアとオーラルフレイル

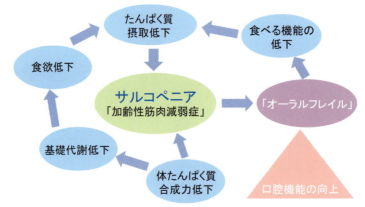

オーラルフレイル対策はサルコペニアの負のスパイラルを断ち切ることを目的としている

■図2-3-4 口腔機能向上訓練による舌の筋力に対する効果

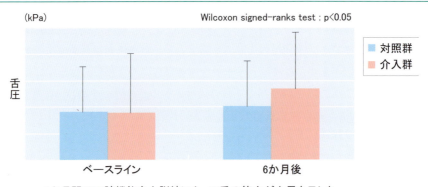

6か月間の口腔機能向上訓練によって舌の筋力が上昇を示した

②要介護高齢者の栄養状態を高める口腔機能向上訓練

　低栄養を示している高齢者に高カロリー食や高たんぱく食を提供することで、低栄養の改善が認められることは多くの研究で認められています。しかし、思うように成果が得られない事例もあります。食べる機能が備わっていないと、喫食率ひいては摂取量を上げることができないことも一因と考えられます。要介護高齢者の低栄養の改善には、高カロリー、高たんぱく食の提供のみではなく、食べる機能の維持・向上を目指した口腔機能向上を併せて行った場合、低栄養予防の効果が顕著になることが示されています（**図2-3-5**）[22]。口腔機能向上は、食べる機能の賦活化を目的とし、高齢者の栄養改善のストラテジーとして重要であると言えます。

■図2-3-5　口腔機能向上訓練による栄養改善に対する効果

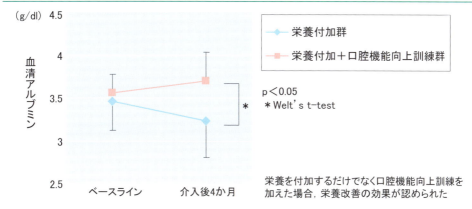

(2) 咀嚼能力は全身状態に影響する

　口腔機能の重要性と全身の運動との関連に着目した研究は近年、活発に行われており、例えばガムを用いた咀嚼能力の測定を行い、その結果、開眼片足立ち保持時間と関連していたとする報告[26]や、筋力を示す握力・運動能力を示す歩行速度、そして全身の四肢の骨格筋量を包含した概念であるサルコペニアと関連していたとする報告があります[27]。このことから加齢による全身の筋力低下（廃用）が咀嚼筋にも及ぶと、その結果として咀嚼能力の低下がもたらされることが示唆され、高齢者における咀嚼能力低下の要因を知るためには、その人の歯や義歯ばかりに目を奪われていてはいけないと考えられます。

　口腔内の環境の悪化を放置すると、**図2-3-6**のように、徐々に機能低下への悪循環を起こします。また、食欲が減退し、滑舌も悪くなると、次第に人と食事をすることが面倒になり、社会性を維持しようという意欲も低下する恐れがあります。

■図2-3-6　機能低下への悪循環

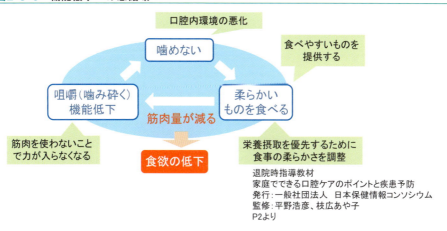

文献

1) 葛谷雅文．高齢者における栄養アセスメントの意義．In:雨海照祥監修．高齢者の栄養スクリーニングツール MNAガイドブック CD-ROM付．医歯薬出版株式会社．14-17. 2011.
2) 山田実．特集：高齢者の栄養について考える　高齢者のサルコペニア改善のためには．静脈経腸栄養．28(5), 1065-1068. 2013.
3) Utanohara Y, Hayashi R, Yoshikawa M, Yoshida M, Tsuga K, Akagawa Y. Standard values of maximum tongue pressure taken using newly developed disposable tongue pressure measurement device. Dysphagia. 23, 286-290.2008.
4) 谷口裕重，真柄仁，井上誠．特集：高齢者の栄養について考える　高齢者の嚥下障害．静脈経腸栄養．28(5), 1069-1074. 2013.
5) 小野高裕，堀一浩，藤原茂弘，皆木祥伴．特集：摂食・嚥下障害患者への対応　摂食・嚥下障害患者への対応－舌圧測定と舌摂食補助床－．日本補綴学会誌. 5, 247-253. 2013.
6) Ohara Y, Hirano H, Watanabe Y, et al. Masseter muscle tension and chewing ability in older persons. Geriatr Gerontol Int. 13(2), 372-377. 2013.
7) 枝広あや子．特集　栄養管理における歯科の役割　高齢者の口腔機能と低栄養．臨床栄養. 126(3), 283–288. 2015.
8) Calhoun KH, Gibson B, Hartley L, et al. Age-related changes in oral sensation. Laryngoscope. 02(2), 109-116.1992.
9) Logemann JA, Pauloski BR, Rademaker AW, Kahrilas PJ. Oropharyngeal swallow in younger and older women: videofluoroscopic analysis. J Speech Lang Hear Res. 45(3), 434-445. 2002.
10) Humbert IA, Michelle E. Fitzgerald, et al. Neurophysiology of swallowing. Effects of age and bolus type. Neuroimage. 44(3), 982–991. 2009.
11) 園田明子．第2章サルコペニアの摂食・嚥下障害　2. サルコペニアによる摂食・嚥下障害の評価と治療．In：若林秀隆，藤本篤士編著．サルコペニアの摂食・嚥下障害　リハビリテーション栄養の可能性と実践．医歯薬出版株式会社．92-99. 2012.
12) Humbert IA, Robbins J. Dysphagia in the elderly. Phys Med Rehabil Clin N Am. 19(4), 853-866. 2008.
13) 戸原玄，須佐千明．4 唾液の生理と役割．in 公益社団法人日本歯科衛生士会監修．歯科衛生士のための口腔機能管理マニュアル—高齢者編．医歯薬出版株式会社．24-29. 2016.
14) 薬と摂食・嚥下障害　作用機序と臨床応用ガイド．金子芳洋，土肥敏博訳．医歯薬出版株式会社．2007. Singh, M. L. and Papas, A. Oral implications of polypharmacy in the elderly, Dent, Clin. North Am. 58, 783-796. 2014.
15) Ohara Y, Hirano H, Yoshida H, et al. Prevalence and factors associated with xerostomia and hyposalivation among community-dwelling older people in Japan. Gerodontology. 2013 Dec 4. doi: 10.1111/ger.12101.
16) Evans WJ. What is sarcopenia?. J Gerontol A Bio Sci Med Sci . 50, 5-8. 1995.
17) 児玉実穂，菊谷武他．施設入所高齢者にみられる低栄養と舌圧との関係．老年歯科医学. Vol.19(3), 161-168. 2004.
18) 田村文誉，菊谷武他．日本老年医学会雑誌. 2006.
19) Fiatarone M, O'Neill E F, Ryan N D, et al. Exercise training and nutritional supplementation for physical frailty in very elderly people. The New England Journal of Medicine. 330, 1769-1775. 1994.
20) JoAnne Robbins, Ronald E. The effects of lingual exercise on swallowing in older adults. J Am Geriatr Soc. 53(9), 1483-9. 2005.
21) 菊谷武，田村文誉他．機能的口腔ケアが要介護高齢者の舌機能に与える効果．老年歯科医学. Vol.19(4), 300-306. 2005.
22) Kikutani T, Tamura F. Effects of oral functional training for nutritional improvement in elderly people requiring long-term care. Gerodontology. 2006.in press.
23) 平野浩彦他．老年者咀嚼能力に影響する因子の解析．老年歯科医学. Vol.9(3), 184-190. 1995.
24) Hirohiko H, Ikuma W, Ikuo N, et al. Masticatory ability in relation to oral status and general health on aging. The journal of Nutrition. Health & Aging. 48-52. 1999.

25）湖山昌男他．ゼリー（G-1ゼリー®）を用いた咀嚼能力判定試料に関する研究．老年歯科医学．Vol.6(2), 126-131. 1992.
26）岩崎 正則，葭原 明弘，宮崎 秀夫．地域在住女性高齢者における咀嚼能力と開眼片足立ち保持時間の関連．口腔衛生学会雑誌 (0023-2831). 62(3), 289-295. 2012.
27）Murakami M, Hirano H, Watanabe Y, Sakai K, Kim H, Katakura A. Relationship between chewing ability and sarcopenia in Japanese community-dwelling older adults. Geriatr Gerontol Int. 15(8), 1007-12. 2015.

❷ 疾患

1 摂食嚥下障害の原因

摂食嚥下障害とは、摂食嚥下の5期のいずれかに障害が生じた場合を言います。摂食嚥下障害の原因疾患は、腫瘍や外傷・骨折等による形態的な問題、神経疾患等による運動や感覚等の機能の問題、認知機能の問題等様々あります（**表2-3-1**）。

■表2-3-1　摂食嚥下障害をきたす原因

形態的な問題	腫瘍・炎症	口腔・喉頭腫瘍 扁桃炎、喉頭蓋炎等
	外傷・骨折	下顎骨折等
	欠損等	歯の欠損、気管切開等
機能的な問題	中枢神経障害	脳血管障害変性疾患（筋萎縮性側索硬化症、パーキンソン病等）等
	末梢神経障害	ギランバレー症候群等
	筋疾患	重症筋無力症、筋ジストロフィー
認知機能の問題	認知症	
	高次脳機能障害	注意障害、半側空間失認等
そのほか	薬剤による影響 廃用症候群	

(1) 形態的な問題

口腔や咽頭・喉頭等、摂食嚥下に関わる器官の形態が、腫瘍や外傷等の原因により変化することで摂食嚥下障害を生じることがあります。

(2) 機能的な問題

摂食嚥下に関わる器官をコントロールする神経や筋の機能が障害されることによって、嚥下障害を生じます。中枢神経系では、脳血管障害（特に多発性脳血管障害、脳幹部病変）が最も多く、嚥下障害の原因疾患の半数近くを占めています（**図2-3-7**）[1]。ほかにも、筋萎縮性側索硬化症やパーキンソン病等の変性疾患があります。末梢神経系では、ギランバレー症候群等、筋疾患では、重症筋無力症や筋ジストロフィー等が原因疾患として挙げられます。

■図2-3-7　摂食嚥下障害の原疾患

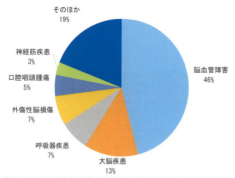

才藤栄一、向井美惠監修：摂食・嚥下リハビリテーション第2版、医歯薬出版、P21、2007. より引用

(3) 認知機能の問題

　認知機能の障害によって起こる嚥下障害は、摂食嚥下に関わる器官には直接的な影響はなく、主に先行（認知）期に問題を生じることが多いと言われています。特に認知症患者の場合は、食物の認知ができなかったり、食具の使い方がわからない、食事が始められないなどの不具合を生じやすいとされています。また高次脳機能障害（※）による注意障害や半側空間失認も嚥下障害を引き起こしやすくなります。

> ※高次脳機能障害……知識に基づいて計画的に行動を実行する機能が障害されること。行うべき運動や動作を理解しているにも関わらず、目的に合った運動や動作を的確に理解できない「失行」や、感覚器には異常がないものの、五感を通して周囲の状況を把握する機能が低下する「失認」などがあります。

(4) そのほか

　そのほかにも、中枢神経系の機能を抑制する薬剤や筋緊張を低下させる薬剤等の副作用によって、嚥下障害が引き起こされる可能性があるため、薬剤の服用状況を確認しておくことが大切です。また、長期の安静や無動によって生じる機能障害である廃用症候群も、筋力の低下や拘縮によって嚥下障害を引き起こすことがあります。長期間の絶飲食からの廃用によって重度の嚥下障害を引き起こすことも多いとされています。

文献
1）才藤栄一, 向井美惠監修. 摂食・嚥下リハビリテーション第2版. 医歯薬出版. 21. 2007.

❸ 口腔衛生管理

1　口腔衛生の重要性

　口腔衛生状態を清潔に保つことは、単にう蝕（むし歯）や歯周病といった口腔疾患の予防だけでなく、全身の健康の維持や回復にも効果をもたらします（**表2-3-2**）。

■表2-3-2　口腔衛生の効果

感染予防	う蝕（むし歯）や歯周病等の口腔疾患の予防 誤嚥性肺炎やインフルエンザ等の呼吸器感染症の予防
口腔機能の 維持回復	摂食嚥下機能の改善 味覚等の口腔感覚の向上
全身状態の 回復と健康維持	食欲増進による体力の維持向上 生活リズムの獲得によるADLの向上 口臭の減少によるコミュニケーションの改善 口腔への刺激による意識の改善

　特に重度の要介護状態では、口腔衛生状態を良好に保たなければ、全身的な免疫機能の低下や、嚥下反射や咳反射等の防御機構の低下によって、誤嚥性肺炎のリスクが高くなります（**図2-3-8**）[1]。

　また、要介護状態の高齢者ほど、口腔清掃状態が不良で、舌苔や食物残渣の付着や口臭を認める割合が高くなることから、口腔の衛生管理が必要であるとする報告もあります[2,3]。

　また、自立高齢者であっても、うつ病等による無気力や意欲低下によって歯磨き習慣が変化したり、握力の低下等虚弱の問題によって、口腔衛生状態が悪化したりすることもあります。従って、要介護状態に至る前から、歯磨き習慣や義歯の清掃習慣等の口腔保健行動が自立、習慣化していることは非常に重要になります。
　元気な時から口腔衛生の管理が自立、習慣化していることは、肺炎等の予防といった命に関わることだけでなく、口腔の感覚が向上して食欲が増進、口臭の減少等によるコミュニケーションが改善されたりするなど、様々な効果があります。

■図2-3-8　専門的口腔ケアと肺炎発症率・発熱発生率の推移

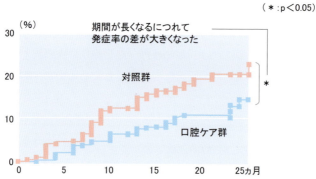

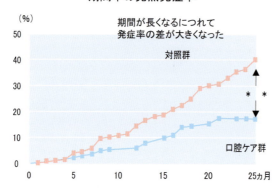

全国11か所の特別養護老人ホームで、歯科医師・歯科衛生士による専門的口腔ケアを行う人と行わない人とに分けて、2年間にわたり追跡調査を行った。その結果、専門的口腔ケアを行った人は、行わなかった人に比べ、肺炎にかかった人数、肺炎による死亡者数、発熱者数が統計学的に明らかに低いという結果が得られた（肺炎の診断は医師が行った。）。

要介護高齢者に対する口腔衛生の誤嚥性肺炎予防効果に関する研究：米山武義、吉田光由、佐々木英忠ら：日本歯科医学会誌、2001.

2　口腔機能と口腔衛生の関わり　―口腔ケアの考え方―

　「食べる」・「飲み込む」・「話す」といった口腔機能と口腔の衛生状態は密接に関係しています。

　障害や疾病、廃用によって、口腔機能が低下した高齢者では、口から食べたり話したりすることが困難になる場合があります。こういった「使われていない口」は、唾液の分泌量が低下し、口腔の自浄作用も著しく低下しているだけでなく、嚥下機能の低下により誤嚥性肺炎や不顕性誤嚥（※）のリスクも高まります。特に要介護高齢者の口腔内状態は、複数の因子が複雑に絡み合っています（**図2-3-9**）[4]。汚染された口腔内を歯磨き等によって一時的にきれいにしても、口腔機能や全身の機能を低下させている要因を考慮しないままでは、またすぐに元の口腔内状態に戻ってしまいます。

※不顕性誤嚥……誤嚥時に、咳による誤嚥物の喀出ができない状態のことで、むせたり、咳をしたりしないため、見た目には誤嚥しているかどうかの判断がつかないことから注意が必要です。また夜間に唾液を不顕性に誤嚥していることもあります。

■図2-3-9　要介護高齢者の口腔状態の背景事項

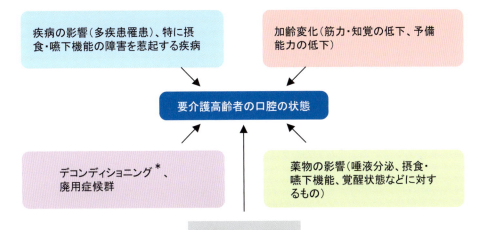

* デコンディショニング：長期間の口腔からの摂食禁止により発生した廃用症候群
金子芳洋：食べる機能を回復する口腔ケア、口腔のケアに取り組む視点、歯界展望、8-9、2003.

　近年では、口腔ケアの重要性に注目が集まっていますが、単に「歯磨き」や「うがい」といった管理だけでなく、口腔衛生状態を改善して感染を予防することを目的とした「器質的口腔ケア」と、口腔機能の改善を目的とした「機能的口腔ケア」の両面から行うことが重要です（**図2-3-10**）。また、障害や疾患によって口腔内状態や、気を付けるべきポイントも異なります（**表2-3-3**）。つまり、口腔ケアとは、単なる「歯磨き」ではなく、機能面も考慮して、QOLの向上を目指す手段であることを理解した上で実践することが重要です（**図2-3-11**）[5]。

■図2-3-10　口腔ケアの考え方

器質的口腔ケア	口腔環境を清潔に保つことを主目的とした口腔ケア。 口腔疾患（う蝕（むし歯）・歯周病）や気道感染（誤嚥性肺炎・インフルエンザ）の予防を目的としている。 器質的口腔ケアで除去するもの。 ・歯や口腔粘膜の表面に付着した菌の塊（歯垢、プラーク・バイオフィルム） ・生理的に脱落した口腔粘膜細胞 ・食物残渣等
機能的口腔ケア	粘膜のケアや口腔周囲のマッサージ効果等により、口腔機能の維持改善を目的とした口腔ケア。 唾液分泌、嚥下機能等の口腔機能低下の予防・改善を目的としている。

■表2-3-3　障害・疾患別に見た口腔内の特徴

疾患	口腔内の特徴と起こりうるリスク
がん	口腔カンジダ症、歯性感染症、ヘルペス等の感染症 味覚障害 口腔粘膜炎 口腔乾燥や口腔衛生状態の悪化に伴う二次的な誤嚥性肺炎 歯肉出血 歯の知覚過敏 嘔吐反射や口腔粘膜炎による口腔衛生状態の悪化
脳梗塞	口腔の感覚障害による口腔内残留物の増加 顔面神経麻痺による口唇閉鎖不全や唾液の流涎 舌の運動障害 味覚障害 嚥下障害や構音障害 ADLの低下による口腔衛生状態の悪化
急性心筋梗塞	歯肉出血（抗血栓薬の投与による） 歯や義歯、挿管による粘膜の潰瘍 口腔乾燥 唾液分泌の低下 口腔カンジダ症 口腔衛生状態の悪化 人工呼吸器関連肺炎
糖尿病	免疫の低下や創傷の治癒不全による歯周病の悪化
パーキンソン病	摂食嚥下障害 抗パーキンソン病薬の副作用によるオーラルディスキネジア（口をもぐもぐさせる、舌を突出させる等の不随意運動） 唾液の流涎 口腔乾燥

■図2-3-11　口腔ケアの目的

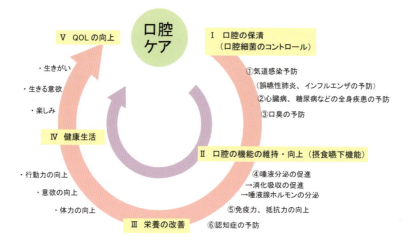

藤本篤士、武井典子、片倉朗ら：5疾病の口腔ケア、口腔ケア概論、
医歯薬出版、P9、2013. より引用

文献

1）米山 武義, 吉田 光由, 佐々木 英忠, 橋本 賢二, 三宅 洋一郎, 向井 美惠, 渡辺 誠, 赤川 安正. 要介護高齢者に対する口腔衛生の誤嚥性肺炎予防効果に関する研究. 日本歯科医学会誌. 20, 58-68. 2001.
2）兵頭 誠治, 三島 克章, 吉本 智人, 菅原 英次, 菅原 利夫. 地域高齢者における口腔保健状況と歯科治療の必要性に関する研究. 老年歯科医学. Vol.20, 50-56. 2005.
3）Morishita S, Watanabe Y, Ohara Y, Edahiro A, Sato E, Suga T, Hirano H. Factors associated with older adults' need for oral hygiene management by dental professionals. Geriatr Gerontol Int. 2015.
4）金子芳洋. 食べる機能を回復する口腔ケア、口腔のケアに取り組む視点. 歯界展望. 8-9. 2003.
5）藤本篤士, 武井典子, 片倉朗ら. 5疾病の口腔ケア、口腔ケア概論. 医歯薬出版. 8-11. 2013.

4 口腔機能の評価方法

　高齢者それぞれに応じた適切なオーラルフレイル対策を行うためには、オーラルフレイルに関わる様々なポイントを踏まえて適切に評価し、支援策を見出す必要があります。
　評価方法は主観的な評価や観察評価、検査による評価等があります。本章では高齢者へのアプローチをする際の順序も踏まえた1．主観評価、2．外部評価、3．口腔顔面に実際に触れて行う評価の順で解説します。

① 主観評価

1　基本チェックリストの活用

　我が国においては、2006年より基本チェックリスト（**表2-4-1**）を用いた介護予防が行われています。基本チェックリストは、要介護認定を受けていない高齢者を対象として、要介護状態に陥りそうな人をスクリーニングするものです。質問の構成は1～3が手段的ADL、4、5が社会的ADL、6～10が運動・転倒、11、12が栄養、13～15が口腔機能、16、17が閉じこもり、18～20が認知症、21～25がうつに関することとなっています。基本チェックリストに「はい」「いいえ」で回答してもらい、得点が各項目の基準を超えた場合（**表2-4-2**）、「二次予防事業対象者」と判定され、各地域包括支援センターで介護予防プログラム（運動器の機能向上、栄養改善、口腔機能向上、閉じこもり予防・支援、認知症予防・支援、うつ予防・支援）が実施されます。また2017年から本格的に開始となる総合事業においては、従来のような二次予防事業対象者の把握のためという活用方法ではなく、必要なサービスを利用できるよう本人の状況を確認するツール、また、利用者本人や家族との面接において基本チェックリストの内容をアセスメントによって深め、自立支援に向けたケアプランを作成し、サービス利用につなげることと定められました。
　また最近では、要介護状態の前駆状態であるフレイル判定に、基本チェックリストが活用されています。フレイルはFriedらが提唱している指標として[1]、①体重減少、②疲労感、③活動量低下、④緩慢さ（歩行速度低下）、⑤筋力低下（握力低下）の5項目が挙げられ、3項目以上に該当する場合をフレイルと定義しています。基本チェックリストを用いたフレイル判定は、Satakeらにより[2]、基本チェックリスト25項目のうち、8点以上がフレイル、4点以上7点以下がプレ・フレイル、3点以下が健康であると判定され、感度、特異度共に80%を超えると報告されています。基本チェックリストは介護予防のスクリーニングと共にフレイルの身体的，精神心理的，社会的側面を含む優れたツールであると考えられます。

■表2-4-1　基本チェックリスト

No.	質問項目	回答 (いずれかに〇を お付けください)	
1	バスや電車で1人で外出していますか	0．はい	1．いいえ
2	日用品の買物をしていますか	0．はい	1．いいえ
3	預貯金の出し入れをしていますか	0．はい	1．いいえ
4	友人の家を訪ねていますか	0．はい	1．いいえ
5	家族や友人の相談にのっていますか	0．はい	1．いいえ
6	階段を手すりや壁をつたわらずに昇っていますか	0．はい	1．いいえ
7	椅子に座った状態からなにもつかまらずに立ち上がっていますか	0．はい	1．いいえ
8	15分位続けて歩いていますか	0．はい	1．いいえ
9	この1年間に転んだことがありますか	1．はい	0．いいえ
10	転倒に対する不安は大きいですか	1．はい	0．いいえ
11	6か月間で2〜3kg以上の体重減少がありますか	1．はい	0．いいえ
12	身長　　　cm　体重　　　kg　（BMI＝　　　）（注）		
13	半年前に比べて固いものが食べにくくなりましたか	1．はい	0．いいえ
14	お茶や汁物等でむせることがありますか	1．はい	0．いいえ
15	口の乾きが気になりますか	1．はい	0．いいえ
16	週に1回以上は外出していますか	0．はい	1．いいえ
17	昨年と比べて外出の回数が減っていますか	1．はい	0．いいえ
18	周りの人から「いつも同じ事を聞く」などの物忘れがあると言われますか	1．はい	0．いいえ
19	自分で電話番号を調べて、電話をかけることをしていますか	0．はい	1．いいえ
20	今日が何月何日か分からない時がありますか	1．はい	0．いいえ
21	（ここ2週間）毎日の生活に充実感がない	1．はい	0．いいえ
22	（ここ2週間）毎日これまで楽しんでやれたことが楽しめなくなった	1．はい	0．いいえ
23	（ここ2週間）以前には楽にできていたことが今ではおっくうに感じられる	1．はい	0．いいえ
24	（ここ2週間）自分が役に立つ人間だと思えない	1．はい	0．いいえ
25	（ここ2週間）わけもなく疲れたような感じがする	1．はい	0．いいえ

（注）BMI＝体重（kg）÷身長（m）÷身長（m）が18.5未満の場合に該当する。

■表2-4-2　基本チェックリストの基準

基本チェックリスト基準
1. 基本チェックリスト1〜20の項目で10点以上
2. 運動の項目（基本チェックリスト6〜10）で3点以上
3. 栄養の項目（基本チェックリスト11、12）で2点
4. 口腔の項目（基本チェックリスト13〜15）で2点以上

2　QOL尺度：WHO-5-J

　オーラルフレイルを評価する際には、メンタル・フレイルも含めて評価することが必要です。WHO-5は世界保健機関（WHO）により糖尿病高齢者のQOLを評価するためのWHO Well-Being Scaleのショートバージョンとして開発されました[3]。WHO-5は地域に暮らす高齢者の精神的健康度を評価すること、潜在的に精神疾患を有する人や今後疾患へ移行するリスクがある人をスクリーニングする上で、簡便で短時間で実施可能な精神的健康尺度です[4]。WHO-5は世界各国の言語による版がつくられ、信頼性と妥当性の検討がなされています。日本においてはAwataらにより日本語版（WHO-5-J）が作成され、信頼性と妥当性が確認されています[5]。WHO-5-Jは面接場面での使用を前提として6件法で構成され、得点範囲は0－25点で、13点未満がうつのスクリーニングに使用できるとされています[5]。

■表2-4-3　WHO－5精神的健康状態表

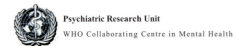
Psychiatric Research Unit
WHO Collaborating Centre in Mental Health

WHO-5 精神的健康状態表

（1998年版）

以下の5つの各項目について、最近2週間のあなたの状態に最も近いものに印をつけてください．
数値が高いほど精神的健康状態が高いことを示していますのでご注意ください。

例：最近2週間のうち、その半分以上の期間を、明るく，楽しい気分で過ごした場合には、右上の角に3と記されている箱をチェックする。

	最近2週間，私は・・	いつも	ほとんどいつも	半分以上の期間を	半分以下の期間を	ほんのたまに	まったくない
1	明るく，楽しい気分で過ごした。	5	4	3	2	1	0
2	落ち着いた、リラックスした気分で過ごした。	5	4	3	2	1	0
3	意欲的で，活動的に過ごした。	5	4	3	2	1	0
4	ぐっすりと休め，気持ちよくめざめた。	5	4	3	2	1	0
5	日常生活の中に，興味のあることがたくさんあった。	5	4	3	2	1	0

3　GOHAI　General Oral Health Assessment Index

　GOHAIは、口腔に関連したQOL（Quality of Life）を評価する指標です[6]。過去3か月間における口腔に起因する問題の発生の頻度を問う12の質問項目で構成されています（**表2-4-4**）。また、身体的・心理社会的な生活側面の制限、疼痛や不快の程度を測定する3つの下位尺度があります。機能面については摂食嚥下や発音について、心理社会面は審美や社交、疼痛・不快には薬の使用や知覚過敏に関する項目が含まれています。

　5つの選択肢から一番近いものを回答し、各項目の合計スコア（最低点12点、最高点60点）を算出し、点数が高いほど口腔関連QOLが高いことを意味しています。

　比較的簡便に評価ができますが、使用する際に登録申請が必要なこと、文章表現の変更や、設問について解釈や説明を加えないことなど、実施については注意が必要な点があります。

■表2-4-4　GOHAI質問紙

過去3ヵ月間に、どのくらいの頻度で次のようなことがありましたか。
それぞれの質問（1～12）について、もっとも近いと思われる番号（1～5）に
ひとつ〇をつけて下さい。

過去3ヵ月間のうち	いつもそうだった	よくあった	時々あった	めったになかった	全くなかった
1）口の中の調子が悪いせいで、食べ物の種類や食べる量を控えることがありましたか？	1	2	3	4	5
2）食べ物をかみ切ったり、かんだりしにくいことがありましたか？（例：かたい肉やリンゴなど）	1	2	3	4	5
3）食べ物や飲み物を、楽にすっと飲みこめないことがありましたか？	1	2	3	4	5
4）口の中の調子のせいで、思い通りにしゃべられないことがありましたか？	1	2	3	4	5
5）口の中の調子のせいで、楽に食べられないことがありましたか？	1	2	3	4	5
6）口の中の調子のせいで、人とのかかわりを控えることがありましたか？	1	2	3	4	5
7）口の中の見た目について、不満に思うことがありましたか？	1	2	3	4	5
8）口や口のまわりの痛みや不快感のために、薬を使うことがありましたか？	1	2	3	4	5
9）口の中の調子の悪さが、気になることがありましたか？	1	2	3	4	5
10）口の中の調子が悪いせいで、人目を気にすることがありましたか？	1	2	3	4	5
11）口の中の調子が悪いせいで、人前で落ち着いて食べられないことがありましたか？	1	2	3	4	5
12）口の中で、熱いものや冷たいものや甘いものがしみることはありましたか？	1	2	3	4	5

GOHAI (Japanese version) Copyright ©2003 by Mariko Naito. All rights reserved.

（無断複製・配布はお控えください）

4 食欲の評価：Council on Nutrition Appetite Questionnaire

　加齢により食欲は低下し、食事摂取量の低下から低栄養へとつながっていきます。その食欲低下を早期から発見し、低栄養を未然に防ぐためにCouncil on Nutrition Appetite Questionnaire（以下CNAQ）が開発されました[7]。8つの質問から構成され（**表2-4-5**）、該当するものにチェックして点数を加算し、総得点で評価します。CNAQ総得点28点以下は、食欲の低下により6か月以内に5％の体重減少のリスクがあることを示し、17点以上27点以下は頻繁な再評価により食欲の状態を観察する必要性があり、8点以上16点以下は食欲不振であり栄養カウンセリングの必要性ありと評価します。CNAQの日本語版の妥当性研究も進められており、またCNAQショートバージョンであるSimplified Nutritional Appetite Questionnaire（SNAQ）[8,9]も日本語版の妥当性が報告されています。

■表2-4-5　日本語版CNAQ質問項目

(1) 食欲はありますか？

1．ほとんどない	2．あまりない	3．ふつう	4．ある	5．とてもある

(2) 食事を、どのくらい食べると満腹感を感じますか？

1．数口で満腹	2．3分の1ほどで満腹	3．半分ほどで満腹	4．ほとんど食べて満腹	5．満腹になることはほとんどない

(3) 空腹感がありますか？

1．めったに感じない	2．たまに感じる	3．時々感じる	4．よく感じる	5．いつも感じる

(4) 食事の味はいかがですか？

1．とてもまずい	2．おいしくない	3．ふつう	4．おいしい	5．とてもおいしい

(5) 若いころと比べて、食事の味はどうですか？

1．とてもまずい	2．おいしくない	3．変わらない	4．おいしい	5．とてもおいしい

(6) 食事は、1日に何回食べますか？

1．1日1回未満	2．1日1回	3．1日2回	4．1日3回	5．1日4回以上

(7) 食事中に気分が悪くなったり、吐き気を感じることがありますか？

1．いつも感じる	2．よく感じる	3．時々感じる	4．まれに感じる	5．まったく感じない

(8) ふだん、どのような気持ちですか？

1．とても沈んでいる	2．沈んでいる	3．沈んでもなく、楽しくもない	4．楽しい	5．とても楽しい

5　食事の評価：食品摂取多様性スコア

　口腔機能の低下は、肉類・緑黄色野菜といった噛み応えのある食品を避け、偏った食品の摂取につながり、食品摂取多様性が低下します。高齢期における食品摂取多様性の低下は、高次生活機能の低下[10]や除脂肪量の減少[11]と関連することが報告され、高齢期になっても様々な食品を摂取し、栄養素の不足が起こらないよう、低栄養を予防していくことが望まれます。食品摂取多様性スコアは、10項目で構成され（**P18：図1-3-3参照**）[10]、肉・魚介類・卵・大豆、大豆製品・牛乳、乳製品・緑黄色野菜・海藻類・いも類・果物・油脂類の摂取頻度を「ほぼ毎日食べる」を１点、それ以外を０点として10点満点で評価し、７点以上が目標値です。食品摂取多様性スコアの高い高齢者ほど、食品摂取の偏りや低栄養の予防ができていると評価されます。

6　EAT-10

　EAT-10は、摂食嚥下障害のスクリーニングに用いる質問紙票です[12]。嚥下に関する10の質問項目に対して、それぞれ０〜４の５段階で回答してもらいます。摂食嚥下障害の程度が重いほど点数が高くなり、３点以上の場合は、専門医による診察を勧めています（**表2-4-6**）。ただし、認知症や失語症などを認める場合は実施が困難になる可能性があります。また、文章表現や質問票のレイアウトの変更はできません。

■表2-4-6　Eat-10質問表

EAT-10（イート・テン）
嚥下スクリーニングツール

Nestlé Nutrition Institute

氏名：　　　　性別：　　　年齢：　　　日付：　　年　　月　　日

目的
EAT-10は、嚥下の機能を測るためのものです。
気になる症状や治療についてはかかりつけ医にご相談ください。

A. 指示
各質問で、あてはまる点数を四角の中に記入してください。
問い：以下の問題について、あなたはどの程度経験されていますか？

質問1：飲み込みの問題が原因で、体重が減少した
0＝問題なし
1
2
3
4＝ひどく問題

質問6：飲み込むことが苦痛だ
0＝問題なし
1
2
3
4＝ひどく問題

質問2：飲み込みの問題が外食に行くための障害になっている
0＝問題なし
1
2
3
4＝ひどく問題

質問7：食べる喜びが飲み込みによって影響を受けている
0＝問題なし
1
2
3
4＝ひどく問題

質問3：液体を飲み込む時に、余分な努力が必要だ
0＝問題なし
1
2
3
4＝ひどく問題

質問8：飲み込む時に食べ物がのどに引っかかる
0＝問題なし
1
2
3
4＝ひどく問題

質問4：固形物を飲み込む時に、余分な努力が必要だ
0＝問題なし
1
2
3
4＝ひどく問題

質問9：食べる時に咳が出る
0＝問題なし
1
2
3
4＝ひどく問題

質問5：錠剤を飲み込む時に、余分な努力が必要だ
0＝問題なし
1
2
3
4＝ひどく問題

質問10：飲み込むことはストレスが多い
0＝問題なし
1
2
3
4＝ひどく問題

B. 採点
上記の点数を足して、合計点数を四角の中に記入してください。　　合計点数（最大40点）

C. 次にすべきこと
EAT-10の合計点数が3点以上の場合、嚥下の効率や安全性について専門医に相談することをお勧めします。

7　咀嚼に関する質問項目（咀嚼能力自己評価）

　咀嚼能力の質問は、日常の食事における食品に合わせた5段階の硬さの食品名（**表2-4-7**）を提示し、ふだんの食事で噛み切れる食品のうち最も硬いものを答えてもらいます。

咀嚼能力3は、歯がないと噛めない食品、咀嚼能力2は、歯のない顎でも噛める食品、咀嚼能力1は、舌だけでもつぶせる食品を想定しています。一方、咀嚼能力4は、歯があるだけではなく、ある程度の力を入れないと噛めない食品、咀嚼能力5は、硬い食品をしっかり噛み切ることのできる筋力がないと噛めない食品を表しています[13]。

■表2-4-7　咀嚼可能な食品で調べた咀嚼能力分類

咀嚼能力	食品
5	さきいか・たくあん
4	豚ももゆで・生にんじん・セロリ
3	油揚げ・酢だこ・白菜の漬物・干しぶどう
2	ご飯・林檎・つみれ・ゆでたアスパラガス
1	バナナ・煮豆・コンビーフ・ウエハース
1未満	どの食品も噛みきれない

文献

1）Fried LP1, Tangen CM, Walston J, Newman AB, Hirsch C, Gottdiener J, Seeman T, Tracy R, Kop WJ, Burke G, McBurnie MA; Cardiovascular Health Study Collaborative Research Group. Frailty in older adults: evidence for a phenotype. J Gerontol A Biol Sci Med Sci. 56(3), M146-56. 2001.

2）Satake S, Senda K, Hong YJ, Miura H, Endo H, Sakurai T, Kondo I, Toba K. Validity of the Kihon Checklist for assessing frailty status. Geriatr Gerontol Int. 16(6), 709-15. doi: 10.1111/ggi.12543. Epub 2015 Jul 14. 2016.

3）Bech P, Gudex C, Johansen S. The WHO(ten) well-being index: Validation in diabetes. Psychother. Psychosom. 65, 183-190. 1996.

4）稲垣宏樹, 井藤佳恵, 佐久間尚子, 杉山美香, 岡村毅, 粟田主一. WHO-5精神健康状態表簡易版（S-WHO-5-J）の作成及びその信頼性・妥当性の検討. 日本公衆衛生雑誌. 60(5), 294－301.2013.

5）Awata S, Bech P, Yoshida S, Hirai M, Suzuki S, Yamashita M, Ohara A, Hinokio Y, Matsuoka H and Oka Y. Reliability and validity of the Japanese version of the World Health Organization-Five Well-Being Index in the context of detecting depression in diabetic patients. Psychiatry Clin Neurosci. 61(1), 112-119. 2007.

6）Naito M, Suzukamo Y, Nakayama T, Hamajima N, Fukuhara S. Linguistic adaptation and validation of the General Oral Health Assessment Index（GOHAI）in an elderly Japanese population. Journal of Public Health Dentistry. 66, 273-5. 2006.

7）Margaret-Mary G Wilson, David R Thomas, Laurence Z Rubenstein. Appetite assessment: simple appetite questionnaire predicts weight loss in community-dwelling adults and nursing home residents1–3. Am J Clin Nutr. 82, 1074-81.2005.

8）Wilson M-M, Thomas DR, Rubenstein LZ, et al. Appetite assessment: simple appetite questionnaire predicts weight loss in community-dwelling adults and nursing home residents. Am J Clin Nutr. 82, 1074-1081. 2005.

9）Nakatsu N, Sawa R, Misu S, Ueda Y, Ono R. Reliability and validity of the Japanese version of the simplified nutritional appetite questionnaire in community-dwelling older adults. Geriatr Gerontol Int. 15(12), 1264-9. 2015.

10）熊谷 修, 渡辺 修一郎, 柴田博, 天野秀紀, 藤原佳典, 新開省二, 吉田英世, 鈴木隆雄, 湯川 晴美, 安村誠司, 芳賀博. 地域在宅高齢者における食品摂取の多様性と高次生活機能低下の関連. 日本公衆衛生雑誌. 50(12), 1117-1124. 2003.

11）Yokoyama Y, Nishi M, Murayama H, Amano A, Taniguchi Y, Nofuji Y, Narita M, Matsuo E, Seino S,

Kawano Y, Shinkai S. Association of dietary variety with body composition and physical function in community-dwelling elderly Japanese. The Journal of Nutrition, Health and Aging. (in press)
12）若林秀隆，栢下淳．摂食嚥下障害スクリーニング質問紙票EAT-10の日本語版作成と信頼性・妥当性の検証．静脈経腸栄養．Vol.29, 871-876. 2014.
13）那須 郁夫，斎藤 安彦．全国高齢者における健康状態別余命の推計，とくに咀嚼能力との関連について．日本公衆衛生雑誌．53(6), 411-423. 2006.

❷ 外部評価

外部評価の意義

　高齢者を対象とした研究において噛む力（咬合力）は、男性においては握力と正の相関関係、女性は通常歩行速度と正の相関関係、Timed up & goと負の相関関係にあることが報告されています[1]。

1　歩行能力……5ｍ通常・最大歩行時間[2]

- ☑予備路3mずつ、測定区間5mの歩行路を教示に従い歩いてもらいます。
- ☑宙に浮いている側の足が測定区間始まりのテープ（3m地点）を越えた時点から、測定区間終わりのテープ（8m地点）を宙に浮いている側の足が越えるまでの所要時間を、ストップウォッチにて計測します。
- ☑教示は「前方の○○に向かっていつも歩いているように歩いてください」（最大歩行時間の場合は「前方の○○に向かってできるだけ速く歩いてください」）に統一します。

■図2-4-1　歩行速度測定　イメージ

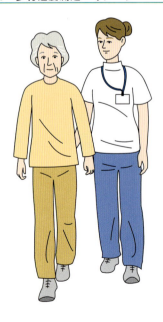

2　複合的動作能力……Timed up & go テスト[2]

- ☑ 椅子から立ち上がって3m先の目印まで行って折り返し、再び椅子に座るまでの時間を計測します。
- ☑ スタート肢位は椅子の背もたれに背中を付けた姿勢とします。
- ☑ 測定者の掛け声に従い、対象者にとって快適かつ安全な速さで一連の動作を行わせます。
- ☑ 回り方は被験者の自由とします。
- ☑ 測定者は、対象者の背中が離れた時から、再び座るまでの時間（小数点第2位まで）をストップウォッチにて測定します。
  ※体格が小さく、背もたれに背中が届かない場合は、動作の開始から測定します。
- ☑ 1回の練習の後、2回測定を行います。
- ☑ 教示は「できるだけ速く回ってください」に統一します。
  ※小走りも可ですが、転倒に十分気を付けましょう。

■図2-4-2　Timed up & go テスト　イメージ

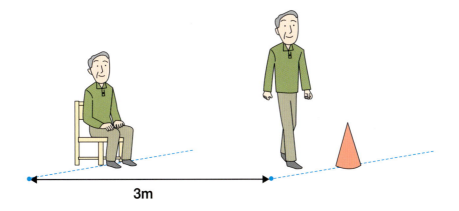

3m

3　筋力……握力[2]

- ☑ 両足を開いて安定した基本的立位姿勢をとります。
- ☑ 握りは示指の近位指節間関節がほぼ垂直になるように握り、幅を調節します。
- ☑ 握力計の指針を外側にして、身体に触れないように肩を軽く外転位にし、力いっぱい握らせます。
- ☑ 測定の際は、反対の手で押さえたり、手を振ったりしないように注意します。
- ☑ 利き手あるいは強い方の手を2回測定します。
- ☑ 教示は「フーッと息を吐きながら、身体に腕を付けないように、ぎゅっと手を握ってください」に統一します。

> 基準値
> 男性：26.0kg
> 女性：18.0kg

■図2-4-3　握力　イメージ

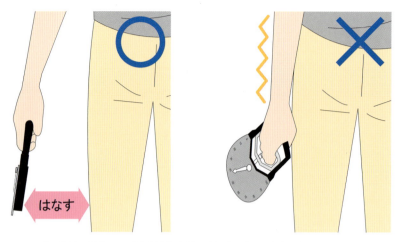

※手の甲が反り返っていると余計な力が入るため、手の甲をまっすぐにして行います。

4　体重・Body Mass Index・Fat-free Mass Index

　高齢者における低栄養による体重減少は、生命予後・要介護度と関連します。体重減少は6～12か月間に体重の5％以上の減少があった場合等と定義され、5％以上の体重減少があると、その後の死亡率の相対危険度が2.2倍に増加するとの報告があります[3]。また3か月に7.5％の減少は重篤な体重減少であり、低栄養を伴うことも報告されています[4]。また体格の指標としてBody Mass Index（以下BMI）が広く用いられ（**表2-4-8**）、肥満度の判定等に用いられています。日本人の食事摂取基準2015年版では[5]、新たに望ましいBMIの維持を基準としたエネルギーや栄養素等摂取量が設定されました。目標とするBMIは18歳～49歳で「18.5～24.9kg/㎡」、50～69歳で「20.0～24.9 kg/㎡」、70歳以上で「21.5～24.9 kg/㎡」であり、高齢期ではサルコペニア、フレイル、低栄養予防の観点から若年期より高く設定されたことが特徴です。

　また体重は脂肪量、除脂肪量から構成されており（体重構成成分＝脂肪量＋除脂肪量（骨格筋、皮膚・臓器等の組織）、高齢期では、若年時代と比較して体重は変わらなくても除脂肪量が低下します[6]（**図2-4-4**）。除脂肪量を身長mの二乗で除したFat-free Mass Index（以下FFMI）はBMIと比較して、生命予後に強く関連することが報告されており[7]、高齢期では定期的な体重測定と共に、体脂肪量、除脂肪量といった詳細な身体測定を行うことが望まれます。

■表2-4-8　身体組成各項目の計算

BMI　＝体重/身長㎡

FFMI　＝除脂肪量（Fat-free Mass）/身長㎡

■図2-4-4　加齢に伴う体重構成成分の変化[6]

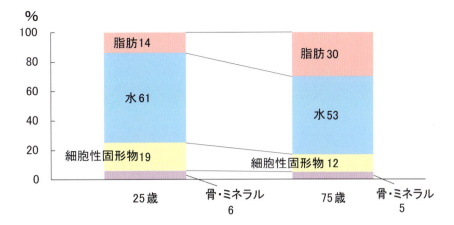

5　指輪っかテスト・ふくらはぎ周囲長

⑴　指輪っかテスト

　測定機器を使わず自分のふくらはぎを指で囲むことで、自分の筋肉量が把握できる、簡易型のチェック方法です。サルコペニアのリスクを判断します。囲めない、又はちょうど囲める人はサルコペニアのリスクが低いとされ、逆に隙間ができてしまう人は危険信号です[8]。

方法
☑親指と人差し指で「指輪っか」をつくります。
☑足を地面に付けたまま、膝を90度に曲げます。
☑前かがみになって、利き足でない方のふくらはぎを「指輪っか」で囲みます。

判定方法
☑囲めない、又はちょうど囲める人は、正常です。
☑隙間ができてしまう人はサルコペニアのリスクが高いとされています。

■図2-4-5　指輪っかテスト　イメージ1

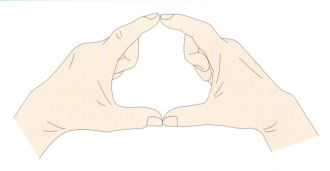

飯島勝矢　サルコペニア危険度の簡易評価法「指輪っかテスト」臨床栄養 125⑺、P788-789、2014. より

■図2-4-6　指輪っかテスト　イメージ2

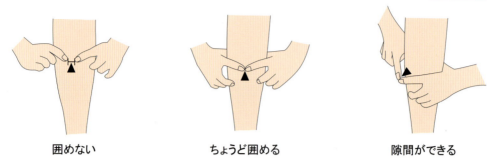

囲めない　　　　　ちょうど囲める　　　　隙間ができる

飯島勝矢 サルコペニア危険度の簡易評価法「指輪っかテスト」臨床栄養 125(7)、P788-789、2014. より

(2) ふくらはぎ周囲長

　高齢者の栄養アセスメントを取る際に、寝たきりや円背などによりBMIの測定が難しいことがあります。その際の代替の計測方法として利用できます。また、サルコペニアのリスクがあるかどうかのチェックもできます[9)][10)]。

方法
- 測定人員1名が必要です。
- 椅子に腰かけ、利き足でない方のふくらはぎを露出します。
- ふくらはぎの一番太いところをメジャーで測定します。

判定方法
- 男性34cm以上、女性32cm以上の場合は「正常範囲内」、男性34cm未満、女性32cm未満の場合はサルコペニアのリスクが高いとされています[8)]。

■図2-4-7　CC（ふくらはぎ周囲長）

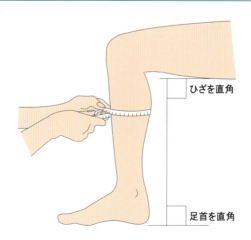

飯島勝矢 サルコペニア危険度の簡易評価法「指輪っかテスト」臨床栄養 125(7)、P788-789、2014. より

6 会話・表情の観察情報

　音声言語を用いるコミュニケーションを言語コミュニケーション、それ以外の情報によるものを非言語コミュニケーションと呼び、非言語コミュニケーションにおいて大きな役割を示すものに表情があります。非言語コミュニケーションは表情、視線、姿勢、しぐさ等様々な種類があり、対人的コミュニケーションから得られるメッセージの55％を占めているとも言われます[11]。口腔顔面に触れる検査を行う前に外部評価を行いながら、会話の音声や音質や表情、姿勢、しぐさ等できる限りの観察を行います。会話をしながら表情の変化、視線（アイコンタクト）や表出される情動、態度や姿勢を観察し、情動のみならず顔面の皮膚の張りや水分量、骨格の浮き出る様子から皮膚の内部にある筋肉の量を伺い知ることができます。また動きという点で、会話中の表情筋の動きの力強さを観察することで、表情筋の筋力低下が伺い知れるでしょう。疾患や薬剤の副作用による口腔顔面の不随意運動の有無、構音障害を示唆するような会話時の聞き取りにくい音の有無について、表情や会話からの観察により見当を付けておくことで、その後のスクリーニング検査の際に重点的に確認すべき内容を把握することができます。

文献

1) 河野令．地域高齢者の咬合力と介護予防因子との関連について．日本老年医学会雑誌．Vol.46(1), 55-62. 2009.
2) 運動器の機能向上マニュアル（改訂版）http://www.mhlw.go.jp/topics/2009/05/dl/tp0501-1d.pdf
3) Wallace JI, Schwartz RS, LaCroix AZ, Uhlmann RF. Pearlman RA : Involuntary weight loss in older outpatients: incidence and clinical significance. J Am Geriatr Soc 43. 329-337. 1995.
4) Blackburn GL, Bistrian BR, Maini BS, Schlamm HT, Smith MF. Nutritional and metabolic assessment of the hospitalized patient. JPEN J Parenter Enteral Nutr. 1(1), 11-22. 1977.
5) 菱田明, 佐々木敏．日本人の食事摂取基準．第一出版．2014.
6) 大熊利忠編．キーワードでわかる臨床栄養．羊土社．2007
7) Graf CE, Karsegard VL, Spoerri A, Makhlouf AM, Ho S, Herrmann FR, Genton L. Body composition and all-cause mortality in subjects older than 65 y. Am J Clin Nutr. 101(4), 760-7.2015.
8) 飯島勝矢．サルコペニア危険度の簡易評価法「指輪っかテスト」．臨床栄養．Vol.125(7), 788-789. 2014.
9) 日本栄養アセスメント研究会　身体計測基準値検討委員会：日本人の新身体計測基準値 (Japanese Anthropometric Reference Data : JARD 2001)：腿周囲長 (cm)
10) 棚町祥子，辻雅子，日高知子他．ふくらはぎ周囲長からのBMIの推計式について．島根県立大学短期大学部松江キャンパス研究紀要．53, 101-109. 2015.
11) Merabian, A. Communication without words. Psychological Today. (2), 53-55.1968.

3 口腔顔面に実際に触れて行う評価

1　構音機能：オーラルディアドコキネシス

・オーラルディアドコキネシス

　発音を用いて、舌、口唇、軟口蓋等の運動の速度や巧緻性の評価を行う方法です。運動の速度や巧緻性による舌・口唇の運動機能の評価を行います。測定を行う際には、対象者に"口の器用さを調べる検査です"と伝え行います。pa音、ta音、ka音を繰り返しなるべく早く発音させ、その数を10秒間測定して、1秒間に換算して記録します。行う際には必ず、息継ぎをしても良いことを伝えます（**写真1**）[1]。

　ストップウォッチ、鉛筆（ボールペン等）、白紙を用意し、発音された音を聞きながら、発音される度に評価者は紙に点々を打って記録し、後からその数を数え、10で除した数値を記録します（ペン打ち法）。また「健口くん（竹井機器工業、新潟）」を使用する方法もあります。「健口くんハンディ（同）」は5秒間の積算回数と1秒あたりの発音回数が計測可能で、非常に簡便です（**写真2**）[2]。

写真1（紙に点を打つ方法）　　写真2（健口くんハンディ）

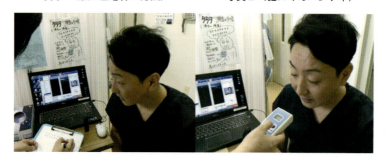

■図2-4-8　　　　　■図2-4-9　　　　　■図2-4-10

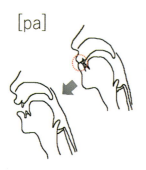
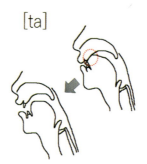
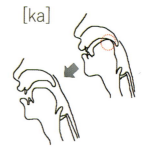

　さらに可能であれば、唇の動きの評価には"pa"を、舌前方の動きを評価するには"ta"を、舌後方の動きを評価するには"ka"を用い、その発音回数、リズムの良否を評価します（**図2-4-8、2-4-9、2-4-10**）。地域在住高齢者では全ての音節において5〜7回／1秒となります[3]。虚弱が進むにつれて値が減少することが報告されています[4]。

2　咀嚼機能

(1) 咬筋・側頭筋触診[5]

口腔周囲の筋肉で咀嚼に関わる咬筋と側頭筋（**図2-4-11**）を評価者が触ることで、筋力低下を3段階で評価する方法です。義歯を使用している場合は、入れた状態で評価を行います。また、脳血管疾患等による麻痺がある場合は、特記事項として記載します。

■**図2-4-11　咬筋と側頭筋**

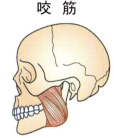　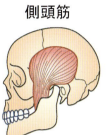

咬　筋　　　　　側頭筋

方法

①対象者に、「これから噛むための筋肉の強さを調べます」と説明をします。
②咬筋の場合は、左右の耳の付け根の下（**図2-4-12**）付近に人差し指、中指、薬指で、側頭筋の場合は、左右の眉尻の横（**図2-4-13**）に人差し指、中指の指先腹の部分で軽く触れ、「痛くない範囲で、できるだけ強く奥歯で噛んでください」と伝えます。
③指先で咬筋や側頭筋が緊張して硬くなる感覚を、左右それぞれについて3段階で評価します（**表2-4-9**）。

■**図2-4-12　咬筋の触診部位**

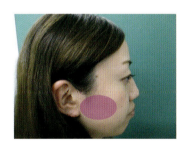 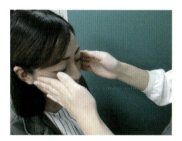

■**図2-4-13　側頭筋の触診部位**

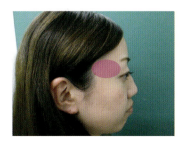 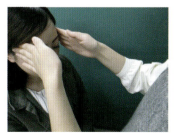

■表2-4-9　評価基準

1：強い	指先が強く押される。咬筋が硬くなっているのが明確に触診できる。
2：弱い	指先が弱く押される。咬筋が硬くなっているのがほとんど触診できない。
3：無し	指先が押される感覚がない。咬筋が硬くなっているのが全く触診できない。

(2)　咀嚼力判定ガム[6]

　キシリトール咀嚼力判定ガム（ロッテ社）は、視覚的に咀嚼能力を判定できる評価方法です。歯に付着しにくいガムベースを使用しているため、義歯を使用している人にも使用できます。咀嚼前は緑色を呈しており、咀嚼によって徐々に赤色に変化します。僅かに配合された酸味料により、咀嚼前は酸性に傾いていますが、咀嚼により溶出した酸味料が唾液の緩衝作用によってガムのpHを上昇させ、色調の変化が生じます。

方法

- ガム1枚を、通常ガムを噛むように2分間噛んでもらいます。義歯を使用している人には、3分間噛んでもらいます。
- 咀嚼後、白い紙等の上にガムを置き、パッケージに記載されているカラーチャート（**図2-4-14**）と比較して、5段階で評価します。

■図2-4-14　カラーチャート

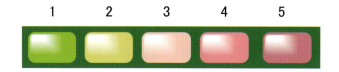

(3)　グミゼリー[7]

　グミゼリーを咀嚼して、咀嚼能力を数値で評価する検査方法です。グミにはグルコースが含まれており、咀嚼によって溶出されたグルコース濃度をグルコセンサーGS-Ⅱ，GC社，**図2-4-15**で測定します。義歯を使用している人にも使用できます。

方法

- グルコラム（グルコース含有グミ，**図2-4-16**）を20秒間噛んでもらいます。その際、唾液を飲み込まないように注意します。
- 20秒経過後、10ccの水を口に含み、ろ過メッシュをのせたコップの上にグルコラムと水を一緒に吐き出してもらいます。吐き出した後、ろ過メッシュはすぐに外します。
- センサーチップを矢印の方向に向かって、グルコセンサーGS-Ⅱに挿入します。コップ

の中のろ液を採取ブラシで採取し、センサーチップ先端に点着して、ろ液を十分に吸わせます。

☑計測が開始され、6秒後に計測値が表示されます。

■図2-4-15　グルコセンサーGS-Ⅱ　　　■図2-4-16　グルコラム

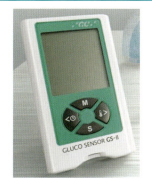
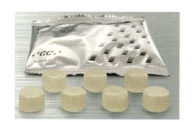

3　嚥下機能

(1)　水飲みテスト30mℓ（窪田の方法）

30mℓの水をコップから飲んでもらい、飲み終わるまでの時間や下の5段階のプロフィールを観察し、機能評価を行う方法です。重症例では多量の誤嚥を生じるリスクが伴うため応用できません。

> ①：　1回でむせなく飲むことができる。
> ②：　2回以上に分けるが、むせなく飲むことができる。
> ③：　1回で飲むことができるが、むせることがある。
> ④：　2回以上に分けて飲むにも関わらず、むせることがある。
> ⑤：　むせることがしばしばで、全量飲むことが困難である。

正常値：プロフィール①の5秒以内を正常範囲、プロフィール①の5秒以上とプロフィール②を疑いあり、プロフィール③④⑤を異常として評価します。

(2)　改訂水飲みテスト

冷水3mℓをシリンジなどを用いて口腔底もしくは舌背に注ぎ、嚥下を指示します。嚥下の評価は、RSSTに準じます。可能であれば追加して2回の嚥下運動をさせ、最も悪い嚥下活動を評価し、評価が4点以上であれば2回追加嚥下を行い、最も低い評価基準を評価とします。

留意点：水を注ぐ際、咽頭に直接流れ込むのを防ぐため、舌背に注がず舌下（口腔底）に注ぐことが重要です。カットオフ値を3点とすると、誤嚥の検出に対する感度は0.70、特異度は0.88と報告されています。

1：	嚥下なし、むせる　and/or	→重度の嚥下障害
2：	嚥下あり、呼吸切迫（※1）（silent aspirationの疑い）	→無症候性誤嚥の疑い
3：	嚥下あり、呼吸良好、むせる and/or 湿性嗄声（※2）	→誤嚥の疑い
4：	嚥下あり、呼吸良好、むせない	→正常の可能性が極めて高い
5：	4に加え、追加嚥下が30秒以内に2回可能	→正常

※1　呼吸切迫：息苦しさを訴える、息が乱れ荒くなる、ゼーゼーという雑音が聞こえるなど。誤嚥が疑わしいが明らかにむせがない状態であれば、不顕性誤嚥の疑いがあります。

※2　湿性嗄声：喉頭内侵入や気管内に水分が侵入したことで、ガラガラ声になる状態。

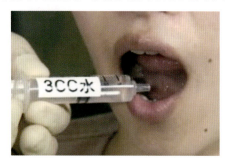

⑶　RSST反復唾液嚥下テスト

・反復唾液嚥下テスト（RSST：Repetitive Saliva Swallowing Test）[8) 9)]

　嚥下機能を見るスクリーニングテストとして簡便に、さらに安全に行える検査です。基本健診等では30秒間の回数のみの測定です。積算時間を測定する場合は、検査を開始してから、何秒後に1回目の嚥下が生じたか、2回目・3回目というように時間を記録していきます。嚥下回数だけでは僅かな機能改善を捉えることができませんが、積算時間測定ではそれが可能となります。

　本法は、嚥下の惹起性を見る検査法であるため、認知障害など指示が伝わりにくい人には不適当ですが、指示が伝わる人に対しては、安全で感受性の高い検査です。

●方　法
①頸部をやや前屈させた座位姿勢をとる
②喉頭隆起及び舌骨相当部に指腹を当て（次頁写真参照）、唾液を連続して嚥下（空嚥下）するよう指示する
③指腹により嚥下の回数をカウントする
　→喉頭隆起と舌骨は嚥下運動に伴って指腹を乗り越え、上前方に移動し、また元の位置へと戻る
④30秒間の触診で生じた嚥下回数を観察値とする

　口渇により唾液が出ない場合には、1mℓ程度の水を口腔底又は舌背に嚥下しても構いません。聴診器を用いて頸部聴診下で嚥下回数を測定すると微弱な嚥下運動を正確に捉えることができます。

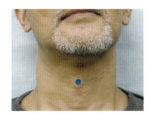
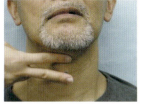
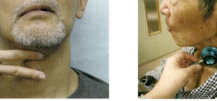

喉頭隆起と舌骨相当部に指腹を当て、唾液（空）嚥下運動を繰り返させる　　↑頸部聴診

■図2-4-17　ＲＳＳＴ（精算時間）のトレーニング後の変化

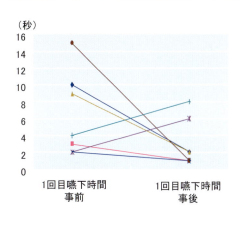
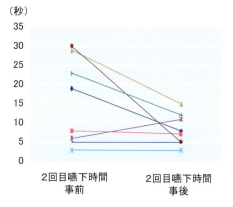

（社）日本歯科医師会介護予防モデル事業（板橋）

(4) 口唇閉鎖力

　摂食嚥下の一連の流れの中で、口唇閉鎖機能が不全であると流涎・食べこぼしの原因になり、また食塊を咽頭へ送り込む際に口腔内の陰圧が形成できず嚥下困難で、むせたり、嚥下後に口腔咽頭に食渣が残留する原因にもなります。口唇閉鎖不全は口輪筋や頬筋の筋力低下が関係し、口唇、頬、舌の協調性運動障害が生じる原因になります。口唇閉鎖力はコスモ計器社製口唇閉鎖力測定器「LIP DE CUM®（LDC-110R）：株式会社パタカラ」を用いることで定量的に測定が可能です（**図2-4-18**）。前期高齢者と後期高齢者では口唇閉鎖力に差があり、口唇閉鎖力の低下が全身のフレイルや発熱回数、嚥下困難感、食べこぼし、流涎にも関連性があったことが報告されています[10]。また要介護高齢者においては栄養状態との関連も指摘されています[11]。

■図2-4-18　LIP DE CUM®

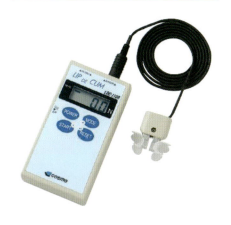

⑸ リンシング・ガーグリング

　リンシング（ぶくぶくうがい）とガーグリング（ガラガラうがい）は、生活の中で日常的に行う行動ですが、姿勢保持や呼吸機能、口輪筋や頬筋等の顔面筋、舌や咽頭等様々な機能の協調を要する運動です。要介護高齢者ではリンシングの可否が嚥下機能評価と関連することが報告されています[12]。リンシング困難は口腔清掃後の汚染物の残留にも関与し、リンシングやガーグリングの可否は口腔の清掃状態、呼吸器感染リスクにも関与します[13]。リンシングやガーグリングについては、問診による可否の確認のほかに、実施している様子の観察をすることも有効です。

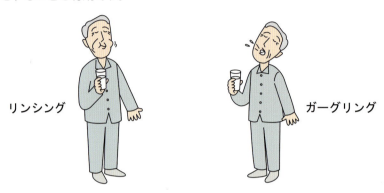

⑹ 頬膨らまし

　この評価はうがいテスト、特にリンシング（ぶくぶくうがい）テストに準じた方法として行います[14]。頬膨らましは、口唇を閉鎖し、舌の後方を持ち上げ、軟口蓋を下方に保つ（舌口蓋閉鎖）ことで口腔を咽頭と遮断することで行われます。従って、これらの関連器官の運動が正常であることのスクリーニングとなります。頬膨らましが不十分な場合は、口唇の閉鎖機能が低下しているのか、軟口蓋や舌後方の動きの良否を判断する必要があります。

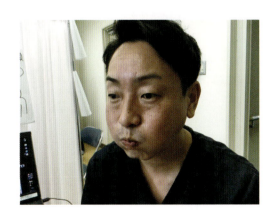

⑺ 頸部聴診

　嚥下時に咽頭部で産生される嚥下音と嚥下前後の呼吸音を頸部より聴診し、嚥下音の性状や長さ、及び呼吸音の性状や発生するタイミングを聴取して、主に咽頭相における嚥下障害を判定する検査法です[15]。侵襲が少なく極めて簡便に行える検査ですが、聴診され

る音のみの情報で判断をするため、熟練を要します。

目　的：嚥下時に咽頭部で産生される嚥下音と嚥下前後の呼吸音を頸部より聴診し、嚥下音の性状や長さ、及び呼吸音の性状や発生するタイミングを聴取して、主に咽頭相における嚥下障害を判定します。

●方　法
①聴診器の接触子を頸部（輪状軟骨直下気管外側）に接触させ、呼気をできるだけ一定の強さで出してもらい聴診する（写真参照）
②準備した検査食を与え「いつものように飲んで下さい」と指示し、嚥下音を聴診する
③嚥下終了後、貯留物の排出行為は行わずに呼気を出してもらい聴診する
④嚥下前後の呼気音の比較を行う

注意事項：
・聴診を行う前に咳嗽を複数回行わせ、貯留物を排出させる
・呼気を出してもらう時は、発声を伴わないように指示する
・接触子を当てる位置は、嚥下時の喉頭挙上運動や頸部の運動を妨げないようにする

出典　摂食嚥下障害の評価【簡易版】2015　日本摂食嚥下リハビリテーション学会　医療検討委員会　www.jsdr.or.jp/wp-content/uploads/file/.../assessment2015-announce.pdf

＊頸部聴診は、嚥下音だけではなく摂食の流れの中で聞かれる呼吸音と嚥下音と呼吸音のバランスも聴診します。
＊聴診音の特徴と障害
①長い嚥下音⇒舌移送不全・咽頭収縮の減弱・喉頭挙上不全・食道入口部弛緩不全
②弱い嚥下音⇒移送不全・咽頭収縮の減弱・喉頭挙上不全・食道入口部弛緩不全
③複数回の嚥下音⇒移送不全・咽頭収縮の減弱・喉頭挙上不全・食道入口部弛緩不全
④泡立ち音⇒誤嚥の疑い
⑤むせを伴う喀出音⇒誤嚥の疑い
⑥嚥下直後の呼気音が湿性音・該音・液体振動音⇒誤嚥又は喉頭・咽頭への液体貯留

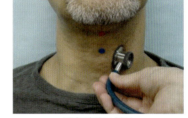

頸部聴診の様子

(8) 舌圧

舌圧計測の重要性

　舌は口腔準備期において下顎運動と強調し、口腔内に取り込まれた食物を歯列上に移動させて、粉砕しすりつぶされた食物を唾液と混合して食塊を形成する動力源となっています。その後、舌は食塊を舌の上にまとめ、口蓋と舌との間で可圧しながら咽頭へと送り込む機能を持っています。

　しかし要介護高齢者の舌圧は著しく低いことが知られていて、摂取食形態が常食の人は、舌の筋力は20kPa前後ですが、ミキサー食になると10kPaを下回るとされています[16]。

　これまでに舌圧と食事中のむせとの関係や、高齢者の嚥下時の食物残留との関係が明ら

かになっており、高齢者の摂食嚥下機能を評価する際に舌圧測定が有効と言われています[17)18)]。

舌圧測定の方法
JMS社の舌圧測定器（型式：TPM-01, 広島）を使用して計測

対象者を座らせて、口腔内舌上に測定器によって所定の圧に自動的に与圧された舌圧プローブのバルーン部分を挿入します。最大の力で5から7秒間舌先端部を口蓋に挙上させて、バルーンを押しつぶす力を測定します[19)]。　**（図2-4-19、図2-4-20）**

■ 図2-4-19　JMS社の舌圧測定器　イメージ

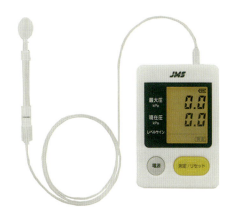

■ 図2-4-20　舌圧測定　イメージ

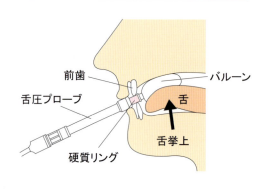

訓練方法

舌圧測定を行った後、現在の舌圧から最適な筋力強化を図ることを目的に、「ペコぱんだ」が開発されました。口腔内に挿入し、舌で突起部を押し上げると突起部が舌の力によってへこむ構造になっています。種類は10・20・30kPaあり、対象者に合ったものを選ぶことができます[20)]。**（図2-4-21）**

■ 図2-4-21　ペコぱんだ

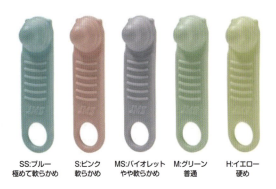

4　口腔衛生

(1) 口腔内の沈着物・堆積物

①プラーク（歯垢）

　プラークは、歯や義歯の表面に付着している微生物（細菌等）の塊です（**図2-4-22**）。1gあたり1,000～2,500億個もの微生物を含んでいるプラークは、水に溶けずに歯や義歯の表面に強固に付着しているため、うがいでは取り除くことができません。口腔内細菌による感染を予防するためには、歯ブラシや清掃用具によるプラークの機械的除去が必要です。プラークは歯と同じような色をしており、見た目では判別が難しいため、一見きれいに見えても、実は歯の表面にはプラークが付着しています。特に付着しやすいのは、歯頸部（歯と歯ぐきの境目）や歯間隣接面（歯と歯の間）です（**図2-4-23**）。

■図2-4-22　プラーク（歯垢）

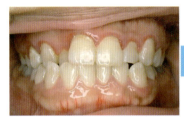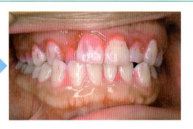

■図2-4-23　プラーク（歯垢）の付着しやすい場所

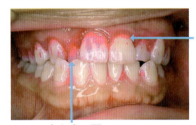

歯と歯ぐきの境目
歯と歯の間

　また、プラークは、時間が経過すると石灰化して歯石になります（**図2-4-24**）。歯石になってしまうと、歯科医師・歯科衛生士が先端の鋭利な器具を用いて除去を行う必要があります。

■図2-4-24　歯石

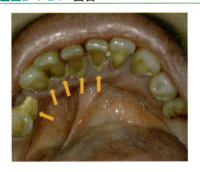

②食物残渣
　食後に歯間部などに一時的に停滞した食物由来の物質で、取り除かれないと次第にプラーク中の細菌の栄養源となります。通常は、舌や唇の動きや唾液の流れ、うがいによって取り除かれますが、麻痺等によって口腔機能が低下している場合は、残存しやすくなります（図2-4-25）。

■図2-4-25　義歯に付着した食物残渣

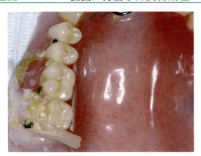

③舌苔
　舌苔は、舌の中央から奥にかけて付着する黄白色の堆積物です（図2-4-27）。微生物やはがれ落ちた口腔内の上皮、唾液成分等で構成されており、口臭の原因ともなるので、プラークと同様に除去する必要があります。

(2)　口腔衛生状態の評価[21]

①歯や義歯の衛生状態
　専門職が基準写真（図2-4-26）に基づいて、3段階で評価を行います。義歯がある場合には外して、内面やクラスプ（バネ）周囲の衛生状態も確認をします。

■図2-4-26　口腔衛生状態の基準写真

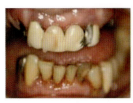 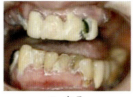 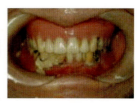

　　1　ない　　　　　　　2　ある　　　　　　　3　多い

1　ない：歯と歯の間、歯と歯肉の境目に汚れが見られない。
2　ある：歯と歯の間、歯と歯肉の境目に白色〜クリーム色の汚れが見られる。
3　多い：歯と歯の間、歯と歯肉の境目以外にも汚れや食物残渣が見られる。

②舌苔の付着状態

専門職が基準写真（**図2-4-27**）に基づいて、3段階で評価を行います。

　1　ない：舌全体が一様な赤色～ピンク色をしている。
　2　ある：舌の一部（半分未満）が白色、黄色、褐色等の汚れに覆われている。
　3　多い：舌の半分以上が白色、黄色、褐色等の汚れに覆われている。

③口腔内細菌数

　滅菌綿棒で口腔内の検体を採取した後、細菌カウンタ（パナソニックヘルスケア社）を用いて、口腔内の総細菌数を計測します（**図2-4-28**）。検体は、舌背（舌の上面）を綿棒で拭う、もしくは唾液やプラークを用います。

■図2-4-27　舌苔の基準写真

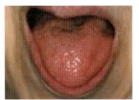 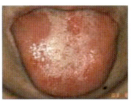 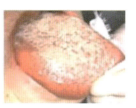

　　1　ない　　　　　　　　　2　ある　　　　　　　　　3　多い

■図2-4-28　細菌カウンタ

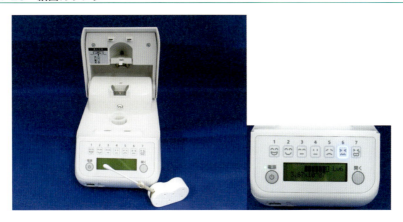

④口腔乾燥の評価

　高齢期に多い口腔内の不具合の一つに口腔乾燥があります。口腔乾燥は、シェーグレン症候群や糖尿病といった疾患に由来するもの、薬の副作用によるもの等があります。一般的に処方されている薬剤の多くは、唾液分泌量を低下させる副作用があると報告されています。また、うつ傾向のある人ほど、口腔乾燥感を自覚しやすいと言われています。唾液分泌量が低下すると自浄作用や緩衝作用が低下し、口腔内の状態も悪化しやすくなり、また、味覚障害の原因ともなり得るため、QOLに直結した問題となります。

　口腔乾燥の評価指標には、安静時唾液分泌量と咀嚼による刺激唾液分泌量、口腔内の水分量の測定等があります（**表2-4-10**）。

■表2-4-10　口腔乾燥の評価方法

安静時唾液分泌量	吐唾法	椅子等に座った状態で10分間、紙コップ等に唾液を吐き出して、その量を計測する。1mL/10分以下で唾液分泌量減少。
	ワッテ法	あらかじめ重量を計測したロールワッテを舌下部に留置して、30秒間計測し、吸収した唾液の量を計測する。0.1g/30秒で乾燥傾向あり。
刺激唾液分泌量※	サクソンテスト	あらかじめ重量を計測したガーゼを2分間咀嚼して、吸収した唾液の量を計測する。2g以下で唾液分泌量減少。
	ガムテスト	チューインガムを10分間咀嚼している間に流出した唾液を紙コップ等に吐き出して、その量を計測する。3mL以下は高度、3〜7mLは中等度、7〜10mLは軽度。
粘膜上皮水分量	水分計	口腔水分計を舌背や頬粘膜に当てて、粘膜上皮の水分量を計測する。29未満で乾燥傾向あり。

※シェーグレン症候群の臨床判断基準

⑤口腔清掃の自立状況（支援の必要性）

　口腔清掃の自立状態について、「歯磨き」、「入れ歯の着脱・清掃」、「うがい」の観察等から評価をします。ADLの状況を含めて、「できている行為か否か」で判断することが重要になります。

5　総合評価

　口腔の評価には、単一の評価指標で判断をするのではなく、総合的にアセスメントすることが必要になります。口腔の評価指標には様々ありますが、そのうちOral Health Assessment Tool 日本語版（OHAT-J）は、在宅や入所の高齢者を対象として開発された口腔の評価指標の日本語版です[21]。口腔衛生状態の評価だけでなく、咀嚼機能や義歯の不適合等についても評価を行うことができます。8項目について、それぞれ0＝健全、1＝やや不良、2＝病的の3段階で評価し合計点数を算出します（**図2-4-29**）。

■図2-4-29 口腔アセスメントシート

ORAL HEALTH ASSESSMENT TOOL 日本語版(OHAT-J)

(Chalmers JM et al., 2005を日本語訳)

ID: 　　　氏名: 　　　評価日: ／　　　／

項目	0＝健全	1＝やや不良	2＝病的	スコア
口唇	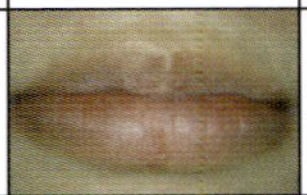 正常、湿潤、ピンク	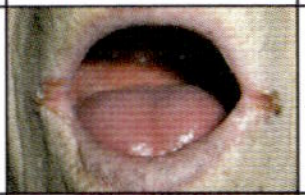 乾燥、ひび割れ、口角の発赤	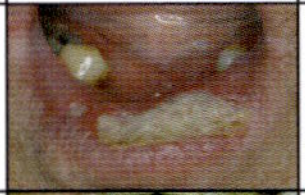 腫脹や腫瘤、赤色斑、白色斑、潰瘍性出血、口角からの出血、潰瘍	
舌	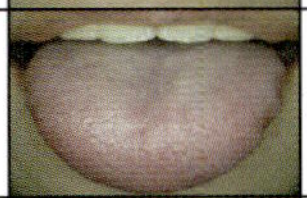 正常、湿潤、ピンク	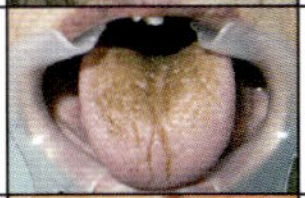 不整、亀裂、発赤、舌苔付着	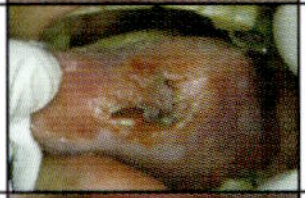 赤色斑、白色斑、潰瘍、腫脹	
歯肉・粘膜	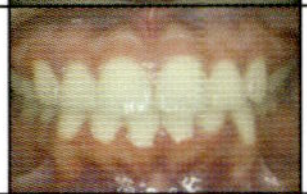 正常、湿潤、ピンク	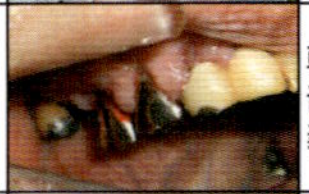 乾燥、光沢、粗造、発赤、部分的な(1～6歯分)腫脹、義歯下の一部潰瘍	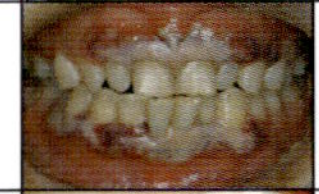 腫脹、出血(7歯分以上)、歯の動揺、白色斑、発赤、圧痛	
唾液	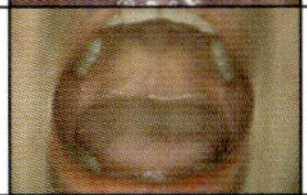 湿潤、漿液性	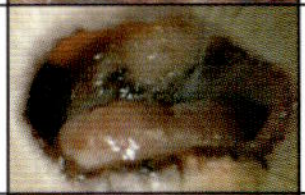 乾燥、べたつく粘膜、少量の唾液、口渇感若干あり	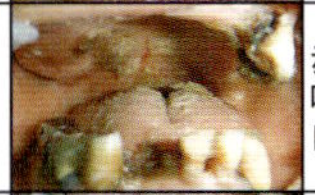 赤く干からびた状態、唾液はほぼなし、粘性の高い唾液、口渇感あり	
残存歯 □有 □無	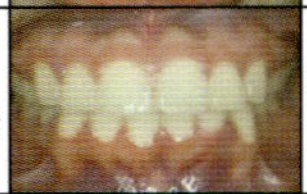 歯・歯根のう蝕または破折なし	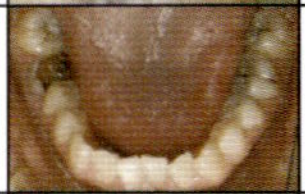 3本以下のう蝕、歯の破折、残根、咬耗	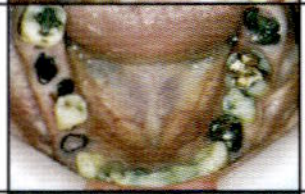 4本以上のう蝕、歯の破折、残根、非常に強い咬耗、義歯使用無しで3本以下の残存歯	
義歯 □有 □無	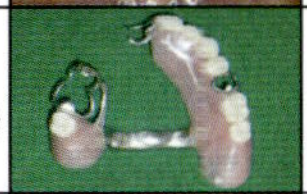 正常、義歯、人工歯の破折なし、普通に装着できる状態	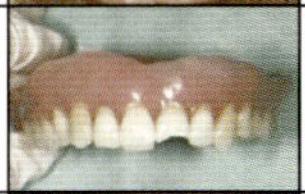 一部位の義歯、人工歯の破折、毎日1～2時間の装着のみ可能	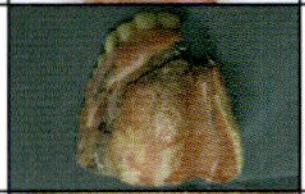 一部位以上の義歯、人工歯の破折、義歯紛失、義歯不適のため未装着、義歯接着剤が必要	
口腔清掃	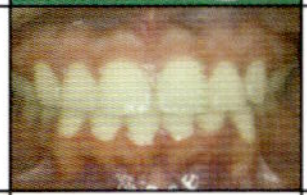 口腔清掃状態良好、食渣、歯石、プラークなし	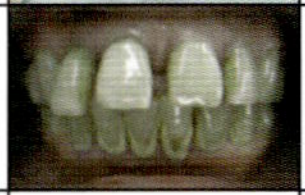 1～2部位に、食渣、歯石、プラークあり、若干口臭あり	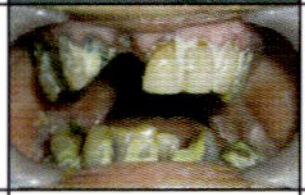 多くの部位に、食渣、歯石、プラークあり、強い口臭あり	
歯痛	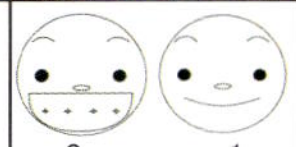 疼痛を示す言動的、身体的な兆候なし	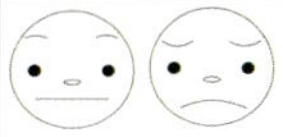 疼痛を示す言動的な兆候あり：顔を引きつらせる、口唇を噛む、食事をしない、攻撃的になる	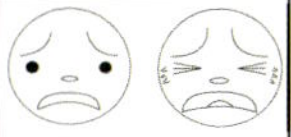 疼痛を示す身体的な兆候あり：頬、歯肉の腫脹、歯の破折、潰瘍、歯肉下膿瘍。言動的な徴候もあり	

歯科受診（ 要 ・ 不要 ）　再評価予定日　　／　　／　　　　合計

日本語訳: 藤田保健衛生大学医学部歯科松尾浩一郎, with permission by The Iowa Geriatric Education Cente　　出典: 藤田保健衛生大学医学部歯科教室ホームページ (http://dentistryfujita-hu.jp/)

文献

1）菊谷武編. 介護予防のための口腔機能向上マニュアル. 建帛社. 2006.
2）Yamada A, Kanazawa M, Komagamine Y, Minakuchi S. Association between tongue and lip functions and masticatory performance in young dentate adults, J. Oral Rehabil. 42, 83-839. 2015.
3）伊藤加代子, 葭原明弘, 高野尚子, 石上和男, 清田義和, 井上誠, 北原稔, 宮崎秀夫. オーラルディアドコキネシスの測定法に関する検討. 老年歯科医学. 24, 48－54. 2009.
4）Watanabe Y, Hirano H, Arai H, Morishita S, Ohara Y, Edahiro A, Murakami M, Shimada H, Kikutani T and Suzuki T. Relationship between frailty and oral function in community-dwelling elderly people. J.Am. Geriatr. Soc, 2016, in press.
5）Ohara Y, Hirano H, Watanabe Y, Edahiro A, Sato E, Shinkai S, Yoshida H, Mataki S. Masseter muscle tension and chewing ability in older persons. Geriatr Gerontol Int. 13, 372-7. 2013.
6）Hayakawa I, Watanabe I, Hirano S, Nagao M, Seki T. A simple method for evaluating masticatory performance using a color-changeable chewing gum. Int J Prosthodont. 11（2）, 173-6. 1998.
7）志賀博, 中島邦久, 石川礼乃, 荒川一郎, 渡邊篤士, 横山正起, 小池麻里. 高齢者におけるグミゼリー咀嚼時のグルコースの溶出量の測定による咀嚼能力. 日本全身咬合学会雑誌. Vol.20(1), 1-5. 2014.
8）小口和代, 才藤栄一, 水野雅康, 馬場尊, 奥井美枝, 鈴木美保. 機能的嚥下障害スクリーニングテスト「反復唾液嚥下テスト」(the Repetitive Saliva Swalowing Test：RSST)の検討. (1)正常値の検討. リハビリテーション医学. 37(6), 375-382. 2000.
9）小口和代, 才藤栄一, 馬場尊, 楠戸正子, 小野木啓子. 機能的嚥下障害スクリーニングテスト「反復唾液嚥下テスト」(the Repetitive Saliva Swalowing Test：RSST)の検討(2)妥当性の検討. リハビリテーション医学. 37(6), 383-388. 2000.
10）三浦宏子, 苅安誠, 角保徳, 山崎きよ子. 虚弱高齢者における口唇閉鎖力と日常生活機能ならびに認知機能との関連性. 日本老年医学会雑誌, 45(5), 520-525. 2008.
11）Morisaki N, Miura H, Hara S. Relationship between the nutritional status and the oral function among community-dwelling dependent elderly persons .Nihon Ronen Igakkai Zasshi. 52(3), 233-42. 2015.
12）Sato E, Hirano H, Watanabe Y, Edahiro A, Sato K, Yamane G, Katakura A. Detecting signs of dysphagia in patients with Alzheimer's disease with oral feeding in daily life.Geriatr Gerontol Int. 14(3), 549-55. 2014.
13）Ikeda M, Miki T, Atsumi M, Inagaki A, Mizuguchi E, Meguro M, Kanamori D, Nakagawa K2, Watanabe R, Mano K, Aihara A, Hane Y, Mutoh T, Matsuo K. Effective elimination of contaminants after oral care in elderly institutionalized individuals. Geriatr Nurs. 35(4), 295-9. 2014.
14）菊谷武編. 介護予防のための口腔機能向上マニュアル. 建帛社. 2006.
15）高橋浩二：頸部聴診法. 千野直一, 金子芳洋監修：摂食・嚥下リハビリテーション. 医歯薬出版. 171-175. 1998.
16）津賀一弘, 吉田光由, 占部秀徳, 林亮, 吉川峰加. 要介護高齢者の食事形態と全身状態及び舌圧との関係. 日本咀嚼学会雑誌. Vol.14(2), 62-67. 2004.
17）Hiiemae KM, Palmer JB. Food transport and bolus formation during complete feeding sequences on foods of different initial consistency. Dysphagia. 14(1), 31-42. 1999.
18）Hayashi R, Tsuga K, Hosokawa R, Yoshida M, Sato Y, Akagawa Y. A novel handy probe for tongue pressure measurement. A novel handy probe for tongue pressure measurement. Int J Prosthodont. 15(4), 385-8. 2002.
19）Kikutani T, Tamura F, Nishiwaki K, Kodama M, Suda M, Fukui T, Takahashi N, Yoshida M, Akagawa Y, Kimura M. Oral motor function and masticatory performance in the community-dwelling elderly. Odontology. 97(1), 38-42. 2009.
20）菊谷武, 西脇恵子. 「ぺコぱんだ」を利用した舌のレジスタンス訓練. 本歯科評論. 73(9), 133-136. 2013.
21）松尾浩一郎, 中川量晴. 口腔アセスメントシートOral Health Assessment Tool 日本語版（OHAT-J）の作成と信頼性, 妥当性の検討. 日本障害者歯科学会雑誌. Vol.37(1), 1-7. 2016.

III
オーラルフレイル対応の実際

1 高齢者歯科健診における対応

❶ 後期高齢者保健事業に求められる視点

　現行の後期高齢者の保健事業については、「高齢者の医療の確保に関する法律に基づく保健事業の実施等に関する指針」(平成26年3月31日)(以下「保健事業実施指針」と言う。)に次のような記載を見ることができます。「今後、高齢者の大幅な増加が見込まれる中、加齢により心身機能が低下するとともに、複数の慢性疾患を有すること、治療期間が長期にわたること等により、自立した日常生活を維持することが難しくなる者が多くなると考えられる。このため、高齢者ができる限り長く自立した日常生活を送ることができるよう、生活習慣病をはじめとする疾病(以下「生活習慣病」という。)の発症や重症化の予防及び心身機能の低下を防止するための支援を行うことが必要である。」とされ、その取組に関しては、「被保険者が自らの健康状態に応じて行う健康の保持増進の取組を広域連合等関係者が支援することが重要」と記載されています。実際には、現行の後期高齢者医療における保健事業としては以下のような取組が主になされています。

1) **健康診査**：後期高齢者医療制度における被保険者を対象として、実施主体は広域連合ですが、実施に当たっては市町村に委託して行われているケースが多くあります。受診率は、平成22年度は22.7％、平成25年度は25.1％と増加傾向にあります。健康診査内容は特定健診(若年者)と同じ項目(腹囲測定を除く)について実施されています。

2) **健康診査以外の保健事業**としては、①歯科健診(平成26年度より開始)。②重複・頻回受診者等への訪問指導。③ジェネリック医薬品使用促進に向けた取組がなされています。

　こういった現状の中、高齢期、特に75歳以上の後期高齢者における適切な保健活動の在り方の議論の中で、別項で触れたフレイル予防等が焦点化されています。しかし現状は、後期高齢者保健事業の健康診査でも記載したように、後期高齢者(75歳以上)においても、40～74歳と同様に4大疾患に注目した特定健診が行われており、本健診が後期高齢者の健康余命や余命をどの程度予測できるのかが不透明との指摘もあります。こういった中、平成27年度厚生労働科学研究特別研究「後期高齢者の保健事業のあり方に関する研究」が実施され、地域で高齢者保健事業を実施するための基本的視点として、以下の2点が挙げられました。

① 生活習慣病等の慢性疾患の重症化予防及びフレイルに関連する老年症候群(低栄養、転倒・骨折、誤嚥性肺炎等)の管理を実施。
② 低栄養等のフレイルに着目した対策に徐々に転換することが必要。包括的な疾病管理が重要。個別対応が求められる。介護予防、医療機関と連携した保健事業の展開が重要。

以上の視点を先取りした形で、平成26年度から開始された後期高齢者歯科健診について解説しますが、当健診は"オーラルフレイル健診"として、高齢者保健事業において今後機能することが期待されます。

❷ 後期高齢者歯科健診

　平成26年度の厚生労働省保険局の予算において後期高齢者医療の被保険者に係る歯科健診に対する予算が拡充されたことにより、後期高齢者歯科健診は実施されています。後期高齢者歯科健診の目的は、う蝕（むし歯）、歯周疾患等、歯科疾患の早期発見を中心とした従来の健診に加え、咀嚼機能、嚥下機能等の口腔機能低下の早期発見を目的としたものです。本健診は、広域連合に対して国庫補助（1/3）が行われることとなっています（**図3-1-1**）。

■図3-1-1　後期高齢者医療の被保険者に係る歯科健診（概要）

○ 口腔機能低下の予防を図り、肺炎等の疾病予防に繋げるため、歯・歯肉の状態や口腔清掃状態等をチェックする歯科健診を実施することとし、広域連合に対して国庫補助を行う。

○ 健康増進法による健康診査実施要領に規定されている歯周疾患検診を参考にしつつ、高齢者の特性を踏まえた検査内容を各広域連合で設定。
　〈例〉
　　問診、口腔内診査、口腔機能の評価、その他（顎関節の状態等）

○ 市町村や都道府県歯科医師会等への委託等により実施

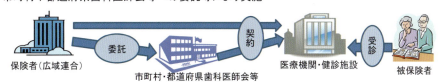

平成26年11月7日　第84回社会保障審議会医療保険部会資料2
後期高齢者の保健事業等について　厚生労働省保険局（一部改変）

　法により設置されている歯科関連の健診事業としては、母子保健法による、1.5歳、3歳児健診、学校保健安全法による、就学時の歯科健診、学校健康診査があります。さらに、健康増進法を根拠法とした歯周疾患検診（40・50・60・70歳）があるものの、努力規定にとどまっています。今回後期高齢者を対象とした健診が設置されたことは、乳幼児から高齢期に至る全てのライフステージにおける歯科健診がほぼ整備されたこととなり、重要な意味を持つと考えられます。

　健診内容は、厚生労働省保険局高齢者医療課からの事務連絡「後期高齢者医療の被保険者に係る歯科健康診査について（参考資料の送付）」（平成26年5月26日）に掲載されているとおり、口腔機能を中心とした内容となっています。この事務連絡の冒頭には、以下のように記載されています。（以下抜粋）

　「公益社団法人日本歯科医師会及び一般社団法人老年歯科医学会の共同により別添『高齢者歯科口腔健診票（例示）』、『高齢者歯科口腔保健質問票（案）』及び『（資料）評価法案』

が例示されたので、今後、健診項目の選定に当たり、各都道府県歯科医師会等関係機関と調整を行う際に、ご参照下さい。」。

　つまり、本健診目的は、前述した内容（口腔機能を重視）を掲げながらも、健診実施現場の状況に合わせて実施する旨の記載となっています。本連絡に例示された「高齢者歯科口腔健診票」、「高齢者歯科口腔保健質問票」を以下に示しますが（**表3-1-1、表3-1-2**）、歯の状態、歯周組織評価、口腔衛生状態等に加え、口腔機能評価が含まれている点が本健診の重視すべき点と位置付けられています。しかしこれはあくまでも案であり、実施現場のニーズと適宜整合性を取りつつ実施することが望ましいとされている点を再度強調しておきたいと思います。各調査項目に関する解説は別項で行います。

■表3-1-1　高齢者歯科口腔健診票

高齢者歯科口腔健診票（例示）

　　　　年　月　日　記入者

氏名		男・女	生年月日	明・大・昭　年　月　日（　歳）
住所	（〒　－　）		TEL	（　）　－
			身長　　cm　体重　　kg　BMI	

以下の囲み内の内容を適宜参考にして、健診項目を作成すること。ただし口腔機能に着目した咀嚼能力評価、舌機能評価、嚥下機能評価については1項目以上を選択することが望ましい。

※1～7については（別紙3）評価法案を参照のこと（これはあくまで例示であり状況に応じ実施すること）

■歯の状態

　　右　8　7　6　5　4　3　2　1　｜　1　2　3　4　5　6　7　8　左

記入にあたり用いる記号（例）
健全　：／
う蝕歯：C（未処置歯）
処置歯：〇　喪失歯：△
欠損補綴歯：FD.PD.In
ブリッジの場合 Br

・現在歯数（　　本）処置歯数（　　本）未処置歯数（　　本）
・義歯の部位（上顎　総義歯・局部　下顎　総義歯　局部）
・義歯の状況　（有→適合状況　　良好・義歯不適合・義歯破損　　無→義歯の必要性　あり・なし）
・インプラント（有・無）

■咬合の状態　　（評価法は資料における評価から選択）

■咀嚼能力評価　　（　良好・普通・要注意　）　（評価法は資料における問診・実測評価から選択）

■舌機能評価　　（　良好・普通・要注意　）　1）舌の力（舌圧計等）2）舌の巧緻性
　　　　　　　　　（評価法は資料における実測評価から選択）

■嚥下機能評価　　（　良好・普通・要注意　）　（評価法は資料における問診・実測評価から選択）

■粘膜の異常：なし・あり（　　　　　　　　　）

■口腔衛生状況　　（評価法は資料における評価から選択）

■口腔乾燥　　（評価法は資料における評価から選択）

■歯周組織の状況　　（評価法に関しては資料参照）

厚生労働省保険局高齢者医療課事務連絡、平成26年5月26日「後期高齢者医療の被保険者に係る歯科健康診査について（参考資料の送付）資料」

■表3-1-2　高齢者歯科口腔保健質問票

高齢者歯科口腔保健質問票（案）

Q1　現在、ご自分の歯や口の状態で気になることはありますか　　はい　いいえ

Q1-2　Q1で「はい」の場合、該当するもの全てに〇をつけてください

　　1．噛み具合　2．外観　3．発話　4．口臭　5．痛み　6．飲み込みにくい　7．口の渇き
　　8．歯科治療が中断している　9．義歯（入れ歯）の具合がわるい　10．その他

Q2　ご自分の歯は何本ありますか

　　（かぶせた歯（金歯・銀歯）、さし歯、根だけ残っている歯も本数に含めます

　　なお成人の歯の総本数は親知らずを含めて32本です）

　　20本以上　　19本以下⇒本数をご記入ください（　　）本

Q3　自分の歯または入れ歯で左右の奥歯をしっかりとかみしめられますか

　　左右両方かめる　　片方　　両方かめない

Q4　歯をみがくと血がでますか　　　　　　　　　　　　いつも　時々　いいえ

Q5　歯ぐきが腫れてブヨブヨしますか　　　　　　　　　いつも　時々　いいえ

Q6　冷たいものや熱いものが歯にしみますか　　　　　　いつも　時々　いいえ

Q7　かかりつけの歯科医院がありますか　　　　　　　　はい　いいえ

Q8　現在、次のいずれかの病気で治療を受けていますか

　　⇒該当するもの全てに〇をつけてください

　　　過去にかかったことがあるが、現在は治療を受けていないものには×をつけてください

　　　1．糖尿病　2．脳卒中　3．心臓病　4．がん　5．肺疾患（肺炎含む）　6．骨粗鬆症

Q9　自分の歯には自信があったり、人からほめられたことがありますか

　　　　　　　　　　　　　　　　　　はい　どちらともいえない　いいえ

Q10　間食（甘い食べ物や飲み物）をしますか　　　　　毎日　時々　いいえ

Q11　たばこを吸っていますか　　　　　　　　　　　　はい　いいえ

Q12　夜、寝る前に歯をみがきますか　　　　　　　　　毎日　時々　いいえ

Q13　フッ素入り歯磨剤（ハミガキ）を使っていますか　はい　いいえ　わからない

Q14　歯間ブラシまたはフロス（糸ようじ）を使っていますか　毎日　時々　いいえ

Q15　ゆっくりよく噛んで食事をしますか　　　　　　　毎日　時々　いいえ

Q16　歯科医院等で歯みがき指導を受けたことはありますか　はい　いいえ

Q17　年に1回以上は歯科医院で定期健診を受けていますか　はい　いいえ

Q18　半年前に比べて固いものが食べにくくなりましたか　はい　いいえ

Q19　お茶や汁物等でむせることがありますか　　　　　はい　いいえ

Q20　入れ歯を使っていますか

　　　　　　　　　　　　使っている　持っているが使っていない　持っていない

2 プログラムメニューについて

❶ プログラムのコンセプト

　介護予防を目的とした口腔機能向上プログラムのコンセプトは、従来の医療保険制度では対応が困難だった口腔機能評価を行い、口腔機能低下が生じている対象者を早期に発見し、早期に対処することです。対象者の選定方法は、地域支援事業、予防給付サービスで異なってきますが、基本的なコンセプトは同じです。

　口腔機能低下が生じている対象者の選定過程では、機能低下の背景に疾患の存在がないかをしっかりと除外することが重要です。従って、歯科医院等の医療機関からの情報提供は大変重要となります。こういった流れを有機的に運営させることによって、疾患が原因の機能低下は医療保険等で対応することになり、老化や廃用症候群等が原因の機能低下は介護予防事業で対応することになります。これらの流れが複合的に行われることにより、口腔機能向上サービスが効率的に高齢者へ提供されることになります。

❷ 各プログラムメニュー運営のコンセプト・留意点

1　施設職員との連携

　予防給付事業は通所系施設で行われ、当該施設職員との連携はプログラム運営上極めて重要です。施設職員へは、対象者や家族との連絡、日常のプログラムメニュー（基本的サービス）の施行、専門的サービスの補助等を依頼することになります。従って、毎回のプログラムメニューの内容、時間、コンセプト等を事前に説明し、理解してもらうことが必須となります。地域支援事業でも、民間事業所へサービス提供が依頼されることがあります。ここでも、当該民間事業所職員との連携は重要です。

2　事前アセスメントから個別プログラム作成へ

　選定された対象者に対して、様々な機能トレーニング（訓練）を中心としたプログラムメニューが個別に作成（個別プログラム）されます。作成に当たり、事前アセスメント結果が重要な情報となります。ここでの目的は対象者自身の明確な目標設定です。目標設定を行う際、〝どうなりたいですか″〝どんなことをしたいですか″という問いかけでは、具体的な目標を対象者から引き出すことはなかなか困難です。仮に引き出せたとしても、

現実的な目標設定は難しく、現実から離れた目標となりがちです。従って〝高齢期では、機能が維持されることが向上と同程度の価値がある〟ことを認識してもらい、〝今の状態を少なくとも維持するためにはどうしたら良いでしょうか〟などといった問いかけから、対象者の口腔機能を取り巻く環境の情報収集をし、目標設定さらに個別プログラムの作成作業を進めることがポイントとなります。

3　口腔清掃の自立支援サービス

　ここでのサービスを行うに当たって、サービスのコンセプトを明確に理解する必要があります。ポイントは、歯科医院で行う口腔清掃指導と、介護予防事業で行う口腔清掃指導の違いを理解することです。通所施設での口腔清掃の自立支援サービス例を示します。

> **例**　Aさん、75歳、女性（事前アセスメントで口腔清掃状態が芳しくない結果であった。）
> 　初回時に口腔内観察を行ってもらいます。観察を行う前に、資料等を使用し口腔内の汚れについての説明を行います。次に口腔内の汚れの確認を行います。歯垢染色液等を使用することも可能ですが、施設の洗面台設置状況等を配慮して行います。染め出された口腔内を観察することを指示します。そこで目に入る器官（唇、歯肉、頬粘膜、舌等）の名称を伝えます。この行為は、次回以降行われる食べる機能訓練サービスでの訓練対象器官を認識してもらう意図もあります。特に舌を前に出させ（舌のストレッチの導入）、舌苔が染め出されていることを確認してもらい、舌の清掃方法の指導を簡単に行います。その際、本人にかかりつけ歯科医の有無を尋ね、ある場合は当該歯科医院への受診を促し、口腔清掃指導依頼を行います。以降のサービスにおいて、その指導が習慣化しているか観察を行い、適宜習慣化するように支援していくことになります。

　以上のように、歯科医療と介護予防事業サービスをしっかりと使い分けることが重要となります。

4　食べる機能訓練サービス

　サービスメニューとして、舌、口輪筋、頬筋、咬筋、側頭筋等の訓練、姿勢のチェック修正、嚥下を意識した呼吸訓練等があります。対象者は口腔機能のメカニズムについての理解が十分でない人がほとんどですので、各訓練を指導する前に、各器官の役割について理解をしてもらいます。その際、各器官の機能が低下した際の疑似体験を行うことが効果的です。疑似体験は、対象者のADLに配慮し、すでに脳血管障害等で不可逆的な運動障害等を持つ人が対象の場合は配慮が必要です。地域支援事業の場合は、対象者のADLが比較的高いことから、サービスメニューに導入することで動機付けを強くすることができます。

[疑似体験①] 舌の機能が低下した場合

　まず普通に唾液を嚥下し、その際の舌の動きを確認するよう指示します。上顎前歯部付近に舌尖が圧接することを確認し、次に、舌の動きを制御（舌圧子等の使用も可）することによって嚥下が困難になることを体験してもらいます。舌の機能と嚥下機能は深い関係にあることを理解し、舌の訓練が嚥下機能向上につながる訓練であることを認識してもらうことがねらいです。

[疑似体験②] 噛む力が低下した場合

　まず普通に唾液を嚥下し、その際しっかりと咬合して嚥下運動が開始されることを確認してもらいます。次に、奥歯を噛み合わせないようにして飲み込むと嚥下が困難になることを体験し、噛む力と顎位が嚥下機能と深い関係にあることを理解してもらいます。咬筋、側頭筋等の訓練が噛むことばかりでなく、嚥下機能向上につながる訓練であることなど、各訓練の意味、目的を理解してもらいながらサービス提供を行います。

5　プログラムメニューの習慣化

　これまで述べたように、メニュー内容の理解はセルフサービスの円滑化、さらにサービス終了後の習慣化につながり、重要なポイントです。習慣化を目的に、プログラムサービスの終盤では、訓練等を通して向上した機能を維持する方法を指導します。本書のサービスメニューでは、食事の観察・指導も行います。日常の食事場面を食べる機能の訓練の場と捉え、安易に柔らかい食品を選択するのではなく、対象者の口腔機能に合ったできるだけ噛み応えのある食品を一品でもとるように、具体的に資料等を使用して説明します。この指導によって生じる行動変容が、口腔機能の廃用の進行を予防し、さらにサービス終了後の習慣化につながります。

　また、対象者のADLが高い場合は、毎回のメニューの最後にセルフケア用資料への対象者自身による記入を行います。記入は、セルフケアの内容、頻度等をサービス提供者等の指導のもとに行います。この目的は、①自宅などでのセルフケアの支援と、サービス終了後のプログラムメニューの習慣化、②サービスメニューが対象者へ適当か否かのモニタリングです。記入されたセルフケア実施情報から、作成した個別プログラムを毎回チェックし、必要な場合は適宜その内容を修正していきます。対象者に合ったプログラムメニューの提供は、習慣化につなげる重要なポイントとなります。

6　レクリエーション性を持ったサービスメニュー

　無機質なトレーニングメニューだけでなく、レクリエーション性を持ったサービスメニューを行うことは、参加継続に効果があります。レクリエーション性を持ったサービスメニューの内容は、対象者のADL、理解度等に配慮して提供されることが重要です。

　また、対象者に対して〝顔〞に興味を持ってもらう導入としてメイク教室、洗顔マッサージレクチャー等を行うことも効果があります。特にこの際の講師は地域の人々（美容関係

者等）に依頼することが望ましく、こういった一連の連携が介護予防事業を地域へ根付かせることにつながり、〝地域で支える介護予防事業〟へと近付くことができます。

7　地域支援事業などでの運営

　次に示すプログラムメニューは、通所系サービスで、さらに食事が出される場面を想定したメニューです。地域支援事業、通所系サービスの一部は食事の前後でサービス提供ができない場合があります。その際は、食事を除いたタイムスケジュールを適宜計画し、運営することとなります。

　事業の特性、対象者の状況等を十分把握し、効率的な運営を行っていくことが重要です。

3 メニューの流れ

❶ 事前説明

⑴ 地域包括支援センター・通所系サービス施設に対して

　介護予防事業実施に先立ち、通所系サービス施設（施設長以下、看護師、介護職員等）・地域包括支援センターの職員（保健師・主任ケアマネジャー・社会福祉士）に対して、口腔機能向上プログラムについて、実施指導者等により事前に説明を行います。これにより、多職種へ「口腔機能向上」について周知し、理解してもらった上で連携構築を行うこととなります。

　プログラムは、毎日続けることが重要であり、その効果を高め、維持できます。施設職員の人々がサービス実施者等の介入によるプログラムの実施内容とその効果等を十分理解し、毎日行えるように研修していくことが重要です。実施者等は施設職員の人へ、このプログラムには「何の意義があるのか」説明し、研修しなければなりません。

　また、事前に「介護予防プログラム」の資料、事業説明書等を配布し、参加への誘導、契約締結できるようにしておきます。できれば、サービス実施者により行われ、「安全で、楽しく、効果がある」ことを説明することが重要です。

　日常生活上の支援、生活行為向上に「食事」に対する介護は欠かせないため、「口腔機能向上」「栄養改善」を含めて、食環境・食事内容・食事摂取方法等を指導することも重要です。これにより、介護予防通所介護・介護予防通所リハビリテーション施設に対して、選択的サービスを「口腔機能向上」「栄養改善」に取り入れていくことは効果的です。「口腔機能向上プログラム」を行うことが、ほかの「介護予防プログラム」への導入を行いやすい「はじめの一歩であること」を説明し、ほかの介護予防プログラム「栄養改善」「運動器の向上」へとつなげていくことが、入りやすい・導入しやすい方法となります。

　「口腔機能向上事業」の専門スタッフとして、地区歯科医師会との連携・支援（機能評価方法・プログラム立案・診療依頼等）のため、歯科医師の派遣等を行うことも重要と思われます。また、歯科診療の必要性がある時の連携体制構築も重要です。

⑵ 利用者、家族に対して

　各種資料、パンフレット、リーフレット等を作成しておき、口腔機能向上プログラム概要の事前説明が適切に行えるよう準備しておく必要があります。

　自宅においても毎日実施してもらえるように、「お口のカレンダー」と「口腔機能体操」の冊子等の資料を配布するなどの工夫が必要です。

❷ 複合メニュー

　高齢者の生命予後やQOL、尊厳に大きく影響する経口摂取の維持は、高齢者医療・福祉の重要課題となっています。また、高齢者のエネルギーとたんぱく質の摂取不足は二次性サルコペニアを引き起こし、四肢体幹の筋肉、嚥下筋、呼吸筋のサルコペニアを進行させることが明らかになってきています。これにより寝たきり、嚥下障害、呼吸障害のリスクが高まり、さらにサルコペニアも進行するという悪循環に陥ります。この悪循環を断ち切るには体幹の機能訓練だけでなく、適切な栄養摂取とそれを支える口腔機能の維持向上が重要であることは明らかです。つまりこれから口腔機能の低下や栄養状態の悪化、自立摂食の困難が懸念される、二次予防対象高齢者や要支援、要介護高齢者に口腔機能向上と栄養改善のサービスを行うことは、介護予防という観点から重要な役割を果たすものと思われます。しかし、その実施率は極めて低調です。この原因は、口腔機能向上と栄養改善の効果が十分提示できていないこと、効果のあるプログラムが開発されていないことにあると考えます。

　そこで、本項では介護予防において、効果的な口腔機能向上と栄養改善の複合サービスプログラムの在り方について考えてみたいと思います。

(1) 複合サービスプログラムの目標設定

　高齢者は加齢に伴う咀嚼や嚥下機能の低下、骨格筋量の減少、運動機能の低下、慢性疾患の増悪、心理社会的な不安等から食欲が低下し、食事摂取量が減少します。その結果、体重が減少し低栄養リスクが高まります。また、高齢者は社会的役割の喪失、コミュニティーの縮小、身体機能の低下、意欲や精神機能の低下等により、活動量が減少します。これにより空腹感を感じることが少なくなり、食事摂取量も低下し、さらに低栄養リスクが高まるという悪循環に陥ります。

　加齢と共に低下する運動機能、栄養状態、生活機能に本人が気付き、自らの力で回復することは極めて困難であり、自己の判断による生活を継続することは要介護リスクを高めることになります。つまり高齢者は、自らの要介護リスクのサインに気付きにくく、要介護状態に陥り悪化しやすい状態にあるのです。このような状態の二次予防対象高齢者や要支援・要介護高齢者に対する介護予防施策は、全国の市町村や通所介護事業所を中心に実施され、栄養状態の維持改善、運動への意欲向上や行動変容、口腔機能の向上等一定の効果を上げています。しかし、効果的なプログラムの検証、提示は行われておらず、介入効果についても、身体機能の計測や参加者の意識調査等が中心で、詳細な効果が検証されていません。

　そこで我々は高齢者の食欲の維持増進を目的とした口腔機能向上と栄養改善の複合サービスプログラムを開発し、二次予防対象高齢者に適用しました。

(2) プログラムの回数・頻度

プログラム回数は全10回とプログラム開始前と終了後のアセスメント各１回の計12回で構成し、１週間に１回の頻度で実施しました。

◆ 口腔群介入プログラム ◆

プログラムの流れ

1回目：　事前アセスメント
2回目：　事前アセスメントのフィードバックと目標の設定
3回目：　口腔機能（お口の働き）
4回目：　お口の清掃のポイント
5回目：　唾液とお口の乾燥について
6回目：　誤嚥性肺炎って？
7回目：　舌を観察してみましょう
8回目：　顔の筋肉（表情筋）
9回目：　発声・構音の機能
10回目：　はっきり発音・早口言葉
11回目：　噛む力
12回目：　事後アセスメント

　第1回目の事前アセスメントについては、前述の口腔機能向上プログラムマニュアルにおける評価項目のいくつかを選択して実施し、そのほか、栄養の評価項目についても実施します。

　口腔機能向上プログラムについては、介護予防マニュアルに準じて口腔衛生状態の改善、口腔機能の維持向上の2つをメインテーマとしました。さらに複合サービスプログラムの目的である対象者の食欲の改善を図るため、口腔衛生状態や口腔乾燥を改善して、味覚を良好に保つことを一つの目標としました。また、舌、口腔周囲筋及び嚥下機能のトレーニングを実施することで、咀嚼、嚥下機能の維持改善を図り、摂取が困難であった食品を少なくさせることを、もう一つの目標としました。

1回目　事前アセスメント

　口腔に関連する項目としては、口腔衛生状態に関して、口腔衛生状態、舌苔の程度、口腔内総菌数（細菌カウンタ：パナソニック社製）を、口腔機能に関しては残存歯数、機能歯数（残存歯と義歯など補綴歯を含めた歯の数）、触診による咬筋緊張度、「反復唾液嚥下テスト（RSST）」、オーラルディアドコキネシス「PA音」、「TA音」、「KA音」、口腔内の湿潤度、咀嚼機能（咀嚼能力判定ガム）等を計測します。

2回目　事前アセスメントのフィードバックと目標の設定

　以下に示す事前アセスメントの結果を個別に配布し（お口の健康チェック、事前調査結果）、評価結果の説明を用いて、その意味を次のように解説します。そして結果を踏まえて、3か月間のプログラム内での目標を、参加者個人に設定してもらいます。

①お口の動き（お口の巧緻性）

　「パ」「タ」「カ」を5秒間反復し発声回数を測定した結果で、唇や舌の機能（動き）の

評価になります。「パ」は測定値（回数）が多いほど口唇がしっかり動いている（口唇を閉じる・開く）ことを示します。「タ」は測定値（回数）が多いほど舌の前方がしっかり動いていることを示します。「カ」は測定値（回数）が多いほど舌の後方がしっかり動いていることを示します。得点が低い場合には、お口の力が弱ってきていると考えられます。

②飲み込む力（RSST）

30秒間での唾液の飲み込み回数を測定した結果で、嚥下機能（飲み込む力）の評価になります。3回未満の場合は、飲み込む力の低下が疑われます。

③噛む力

咀嚼判定ガムを2分間噛んでもらった結果で、咀嚼機能（噛む力）の評価になります。5段階評価で、数字が大きいほど噛む力が強いことを示しています。

④お口の潤い

唾液によるお口の中の湿潤度（潤い）を測定した結果になります。判定がB（2mm以下）の場合は、お口の中の乾燥が疑われます。

⑤お口の中の衛生状態（口腔内細菌数）

舌の上の細菌数を測定した結果で、7段階で評価をしています（**図3-3-1**）。レベルが大きくなるほど、細菌数が多いことを示します。お口の細菌は、常在細菌と呼ばれ常に存在して当たり前なものですが、口腔の清掃不良などで増加します。

■図3-3-1　口腔内細菌レベル

レベル1	レベル2	レベル3	レベル4	レベル5	レベル6	レベル7
10万個未満	10万個～100万個	100万個～316万個	316万個～1000万個	1000万個～3160万個	3160万個～1億個	1億個以上

少ない ← 細菌の数 → 多い

3回目　口腔機能（お口の働き）

第3回目のプログラムにおいては、口腔機能（お口の働き）と題して、おいしく食べる、楽しく話す、呼吸をする、表情を豊かにするなど口腔機能の日常生活における重要性を理解してもらいます。そして、機能低下が引き起こす、歯が少なくなる、口が渇く、むせやすい、しゃべりにくい、飲み込みにくい、口臭等の問題を提示し、参加者に思い当たる症状がないか考えてもらいます。また、それらの問題がさらに悪化することで、低栄養、誤嚥性肺炎、閉じこもり、転倒等の要介護状態や、生命に関わる問題に発展するリスクについても説明し、口腔機能の重要性を認識してもらいます。

次に口腔機能向上プログラムの目的が口腔衛生状態や口腔乾燥を改善して、味覚を良好に保つこと、咀嚼、嚥下機能の維持改善を図り、摂取が困難な食品をなくし、食欲を維持し必要な栄養を摂取することであると強調します。また、口腔衛生状態を保つ具体的な方法として、うがい、歯磨き、義歯の清掃、粘膜・舌の清掃等があり、摂食（食べる）・嚥下（飲み込む）のトレーニングの方法としては、発音・お口の体操、構音訓練等があり、今後の教室で行っていくと説明します。

口腔機能（お口の働き）

年齢を重ねるごとに、お口の機能が低下して、今までの食生活が不自由になることがあります。

口腔機能とは？

おいしく食べる　楽しく話す　呼吸をする　表情を豊かにする

機能が低下すると…

- 歯が少なくなる
- 口が渇く
- むせやすい
- しゃべりにくい
- 飲み込みにくい
- 口臭

思い当たる症状はありますか？

お口の機能が低下するとこんなリスクがあります！

低栄養　誤嚥性肺炎　閉じこもり　転倒

口腔機能を向上させるための二本柱

お口の中を清潔に保つ
- うがい
- 歯磨き
- 義歯の清掃
- 粘膜・舌の清掃

摂食（食べる）・嚥下（飲み込む）のトレーニング
- 発音・お口の体操
- 構音訓練
- 食事の姿勢

4回目　お口の清掃のポイント

　第4回目のプログラムは、一般的な口腔清掃の確認を行います。

　最初に**歯ブラシのポイント**として、歯ブラシの毛先は歯と歯肉の境目に挿入すること、毛先をあまり動かさないように小さく細かく動かすこと、1か所に時間をかけること、入れ歯の人は、入れ歯を外して歯磨きをすることなどを、ビデオや写真を使って説明し、参加者自身に鏡で確認しながら、実際に歯ブラシを使ってもらいます。その時に重要なのは、参加者自身に口の中を確認してもらうことです。口の中がどのようになっているのか、どの部分に汚れが付きやすく、歯磨きで汚れが取りづらいかを、個別に知ってもらうことが重要です。歯垢染色が行えると良いのですが、洗面やうがいが必要になるので、参加者が多い場合は困難です。できるだけ室内を明るくして十分な時間を取り、参加者に自分の口

腔内を観察してもらうことが重要です。

　磨き残しの多い部分は写真等で提示し、その部分を実際に自分の口の中で確認して、歯ブラシを当ててもらうと良いでしょう。また、高齢者の歯ブラシでは歯頸部や歯周ポケット内の清掃が重要ですので、歯と歯肉の境目に歯ブラシの毛先が入った感覚を実感してもらうことも重要です。

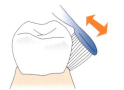

歯ブラシのポイント
・毛先は歯と歯茎の境目に置く
・小さく細かく動かす
・1か所に時間をかける
※入れ歯の人は、入れ歯を外して歯磨きしましょう。

　次に**舌の清掃のポイント**として、舌ブラシを用いて実際に舌の清掃を行ってもらいます。この時にも、鏡を使って参加者自ら、舌の汚れ（舌苔）を確認してもらいます。舌ブラシは気持ちが悪くならない程度に奥まで入れ、奥から前に向かって軽い力で動かすよう指導します。この時、舌をあまり突出させたり、大きく口を開けたりしないよう注意してください。舌を突出しすぎたり、大きく口を開けたりすると、嘔吐反射を誘発しやすくなります。舌の先を下顎の前歯や下唇の後ろに固定して、舌に力を入れないようにして、やさしく舌の表面をこするように舌ブラシを動かすよう指導することが重要です。力の入れすぎや擦りすぎに注意し、舌苔は無理に一度に落とさなくても、舌ブラシで舌の表面を刺激することで、舌表面の粘膜の代謝が促進され、粘膜上皮が剥離することで自然に舌苔が少なくなると説明します。舌の表面がピンク色になるまで行うと逆に粘膜を傷つけてしまう可能性があるので注意しましょう。

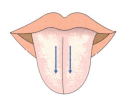

舌の清掃のポイント
舌の奥まで気持ちが悪くならない程度にブラシを入れ、**奥から前**に向かって軽い力で動かします。
※力の入れすぎや、擦りすぎに注意しましょう。

　次に**義歯の清掃のポイント**として、①義歯ブラシ等を使い、流水下で洗う、②落としても壊れないように、水を張った洗面器等の上で洗う、③部分入れ歯は、バネの部分も忘れずに洗う、④就寝時は歯科医師の特別な指示がない限り外しておくなど指導します。義歯を使用していない参加者もいることから、実際に口から義歯を出して清掃を促すことは避け、義歯の清掃に関しては、模型や写真を使っての説明にとどめます。義歯洗浄剤の使用についても、その効果と頻度について説明すると良いでしょう。

> **入れ歯の清掃のポイント**

①義歯ブラシなどを使い、流水下で洗いましょう。
②落としても壊れないように、水を張った洗面器等の上で洗いましょう。
③部分入れ歯は、バネの部分も忘れずに洗いましょう。
④就寝時は歯科医師の特別な指示がない限り、外しておくようにしましょう。

汚れやすいところ　バネの部分、くぼんだ部分に注意しましょう。

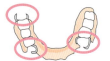 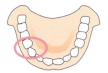

5回目　唾液とお口の乾燥について

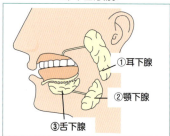

三大唾液腺

　第5回目のプログラムは、唾液と口の乾燥の関係について説明します。成人の1日の唾液の分泌量は個人差、体調、生活習慣、服薬、疾患により変化しますが、1.5～2ℓと言われています。そのほとんどが三大唾液腺（耳下腺、顎下腺、舌下腺）から分泌されます。

唾液分泌の低下は
①むし歯や歯周病等の病気になりやすい
②味を感じにくい
③口内炎ができやすい
④食べ物のカスや汚れが残りやすくなる
⑤話しづらくなる
⑥食べ物を噛んだり飲み込んだりしづらくなる
⑦免疫力が低下する
⑧脱水のサイン
などのリスクが考えられます。

　一方「口腔乾燥」とは、唾液の分泌が減少して口の中が渇くことを言います。65歳以上の方の約35％に口腔乾燥の訴えがあるとの報告もあります。また、徐々に唾液が減少していると、自分が口腔乾燥であることに気付かない人も多いようです。

口腔乾燥の自覚症状とは、
☑口が渇く
☑夜間に起きて水を飲みたくなる

- ☑乾いた食べ物が噛みにくい
- ☑口の中がネバネバして、話しにくい
- ☑食べ物が飲み込みにくい
- ☑舌がザラザラする
- ☑入れ歯がゴワゴワして入れていられない
- ☑食べ物が口や喉に残る
- ☑口の中が熱い感じがする
- ☑味覚異常。いつも苦い味がする

などです。

　高齢者の口腔乾燥の原因として最も考えられるのは脱水です。高齢者は体内の水分量が成人と比べ減少しており、高体温や発汗、水分補給の不足等で容易に脱水に陥ります。急な脱水の場合は口渇を感じることから気付きやすいのですが、利尿剤の長期投与や水分摂取時にむせがあり、水分摂取を控えている場合等では、徐々に体内の水分が減少していくため口渇等を感じにくく、意識障害等の症状が出た時にはすでに重度の脱水に陥っていることも多いので注意が必要です。そのため、口腔乾燥が見られる高齢者は脱水に陥る傾向があると考え、口渇等の自覚症状がなくても注意し、腎機能等に留意して水分摂取を促す必要があります。この時、投薬内容や嚥下障害等脱水の原因も調べ、参加者に説明しておくと良いでしょう。

　尿量の減少は脱水を疑い、口腔乾燥がある場合は、トイレの回数、尿量等に注意するよう促し、1日に飲む水の量に留意するよう指導します。特に食欲が低下し食事量が減少している人に対しては、1.5～2L程度の水分摂取を指導します。嚥下機能の低下があり、水分摂取に不安がある場合は、ゼリーや寒天、果物等水分の多い食品の摂取を促しましょう。この時、栄養プログラムでも同様の指導を行うようにすると、より動機付けが強くなります。

　脱水以外での口腔乾燥の原因としては、安静時唾液の減少がありますが、これに対しては唾液腺に対するマッサージや温庵等、理学的療法を指導します。

①唾液腺マッサージ

三大唾液腺を刺激することにより、唾液の分泌を促進します。

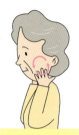
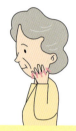
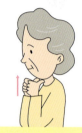

●耳下腺への刺激●

目安：10回

人差し指から小指までの4本を頬に当てて、上の奥歯辺りを後ろから前に向かって回します。

●顎下腺への刺激●

目安：各5回

親指をあごの骨の内側の柔らかい部分に当て、耳の下からあごの下まで5か所くらいを順番に押します。

●舌下腺への刺激●

目安：10回

両手の親指の腹で、あごの真下から舌を突き上げるようにゆっくり押します。

＊力を入れると、たくさん唾液が出るわけではありません。あまり強く押しすぎないようにしましょう！

　なお、唾液腺マッサージ等を行った日はお口の体操チェックシートにチェックを入れるよう指導し、家庭において継続して行うことを促します。

お口の体操　チェックシート

お口の体操が実行できたか記録していきましょう。

できた：○
できなかった：未記入

曜日	月	火	水	木	金	土	日
月日（ご記入ください）	/	/	/	/	/	/	/
① 唾液腺マッサージ							
② 食道訓練（シャキア訓練）							
③ 飲み込み訓練							
④ 声帯強化訓練							
⑤ お口の体操							
⑥ パタカラ体操							

曜日	月	火	水	木	金	土	日
月日（ご記入ください）	/	/	/	/	/	/	/
① 唾液腺マッサージ							
② 食道訓練（シャキア訓練）							
③ 飲み込み訓練							
④ 声帯強化訓練							
⑤ お口の体操							
⑥ パタカラ体操							

　次回以降も食道訓練、飲み込み訓練、声帯強化訓練、お口の体操、パタカラ体操等1回1回、口腔機能に対する自己プログラムを増やし、モチベーションを維持すると共に、効果を上げるよう促します。

6回目　誤嚥性肺炎って？

　第6回目のプログラムでは、高齢者に多い誤嚥性肺炎について説明します。
　まず、誤嚥について説明し、そして、細菌を含んだ唾液や水分、食べ物を誤嚥し、気管から肺に入り込むことで起こるのが「誤嚥性肺炎」であることを説明します。次に誤嚥性肺炎の起炎菌の多くが口腔内細菌であることを説明し、これを予防するためには口腔衛生状態と口腔機能と嚥下機能の改善が必要であること、さらに適切な栄養摂取による良好な栄養状態の維持が必要であることを説明します。これにより口腔と栄養のプログラムの目

的が同一であり、互いに関連していること、またそれらの重要性を意識付け、両プログラムへの動機付けを強く行い、日常生活での行動変容につなげることが肝要です。
　私たちのプログラムでは摂食嚥下機能訓練の中で最も効果的なシャキア訓練を最初に説明し、より機能訓練に対する動機付けを強く行うよう工夫しました。

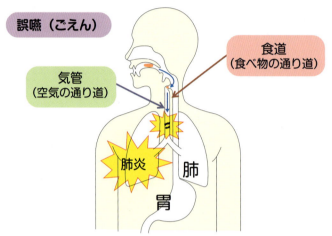

高齢者に多い誤嚥性肺炎

　誤嚥（ごえん）とは、唾液や水分、食べ物などが気管に入ってしまうことを言います。細菌を含んだ唾液や水分、食べ物を誤嚥し、気管から肺に入り込むことで起こるのが「誤嚥性肺炎」です。

食道（食べ物の通り道）と気管（呼吸をする空気の通り道）は、咽頭（喉の奥）で交差します。飲食物や唾液を飲み込む際に気管の入口にある喉頭蓋（気管のふた）で閉鎖され、食べ物が気管に入るのを防ぎます。この「ふた」がうまく閉まらずに気管に入ってしまうと誤嚥が起こります。

＊誤嚥性肺炎予防には、お口の中を清潔に保ち、お口の中の細菌数を減らすことが重要です。

②食道訓練（シャキア訓練）

食道の周りの筋肉を強化して、食べ物が食道に入りやすくします。

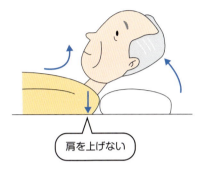

肩を上げない

- ☑ 固いマットなどに仰向けになって寝て、あごを胸に近付けるようにして後頭部を持ち上げ、できれば5～30秒くらい保持します。この時に肩がマットから上がらないように注意します。
- ☑ 腹筋を使わないで、口はしっかり閉じ、舌先を上あごに押し付けるようにします。
- ☑ 10回を1セットとし、1回3セットを1日3回行います。

* 舌骨上筋群を鍛え、食道入口部の開大を行います。
* 頸部・腰部に問題がある人は行わないでください。

7回目　舌を観察してみましょう

第7回目のプログラムでは、舌の機能について説明します。**舌の役割**としては、

①食べ物の味を感じることです。もし、舌の表面が舌苔で覆われていると、味がはっきりしないことがあります。

②食べ物を咀嚼する時に、食べ物をお口の中で動かして歯の上にのせたり、食べ物をまとめたり（食塊形成）しながら飲み込みやすくします。

③食べ物を飲み込む時に、食べ物を喉へ送り込みます。

④舌を動かして味を感じることで口腔内の感覚が刺激され、唾液腺の働きが良くなって唾液の分泌が促されます。

⑤舌を良く動かすことで、はっきりとした発音になり、言葉を聞き取りやすくします。

また、舌苔の付着は味覚を減退させ、食欲の低下につながります。さらに、食事に対して満足感が得られないばかりか、調味料が増え、塩味や甘味等の味付けが濃くなり、高血圧症や糖尿病を悪化させる可能性があります。また、舌苔の付着は舌の運動や力の減少の結果生じている可能性もあることから、舌のトレーニングの必要性や咀嚼の重要性を説明し、口腔機能改善への動機付けを行います。

咀嚼を十分行うことは、舌のトレーニングにつながるだけでなく、食品に含まれる味物質を引き出し、また唾液と十分混和させることから、より味を感じやすくして、満足感も得られ、さらに食欲を引き出します。味覚の改善や、合併疾患への効果等も動機付けとして、舌の清掃の継続実施を促します。さらに咀嚼機能の低下は摂取可能な食品を減少させること、摂取可能であっても食べることに困難を感じていては、おいしくなかったり、丸飲みになったりして、窒息や誤嚥のリスクが高くなることを説明します。

　また、舌の色調の変化や表面の乳頭の委縮、ひび割れ、厚みやボリュームの減少は、貧血や脱水、免疫低下（感染症）、低栄養、誤嚥窒息のリスク等を疑う所見でもあり、参加者に適宜、舌の観察を行うよう指導します。

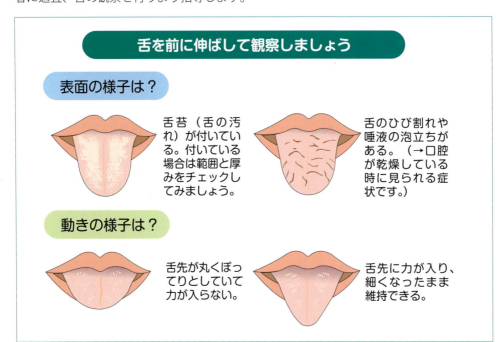

　ここで指導する摂食嚥下訓練は飲み込みの訓練で、舌の嚥下における役割を意識付けるよう指導します。

③飲み込み訓練

嚥下と呼吸の協調性・タイミングを整えて、誤嚥を起こしにくい嚥下方法（飲み込み方）を習得するための訓練です。

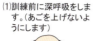
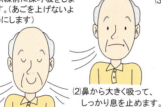
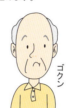
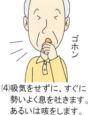

(1)訓練前に深呼吸をします。（あごを上げないようにします）
(2)鼻から大きく吸って、しっかり息を止めます。
(3)唾液または空気を飲み込みます。
(4)吸気をせずに、すぐに勢いよく息を吐きます。あるいは咳をします。

※（3）と（4）の間で息を吸わないことが大切です。

- ☑ 10〜20回繰り返します。
- ☑ 口の中が渇いてしまう場合は、1回に1ml程度の水を用いるか、口腔内保湿剤を使うと良いです。

＊嚥下前、嚥下中の気道保護や誤嚥物の喀出を目的とします。

④声帯強化訓練

声帯の動きを良くし、気道の入り口を閉じる動き（咽頭閉鎖機構）を良くすることによって誤嚥を防ぐ訓練です。

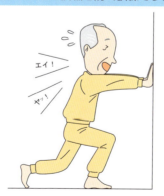

- ☑ 壁や机を押しながら力を込めて「エイ」「ヤ」など、喉を閉めやすい声を出します。力強い声を出すことが重要です。
- ☑ 5〜10回を1セットとし、1日2〜3セット行います。

＊　声門閉鎖を強化します。座位の場合、テーブルなどに手を添え「踏んばる姿勢」で行います。

8回目　顔の筋肉（表情筋）

第8回目のプログラムでは、顔の筋肉（表情筋）の役割について説明します。顔の筋肉は、その約7割が表情筋と呼ばれ、口の周りに集中しています。

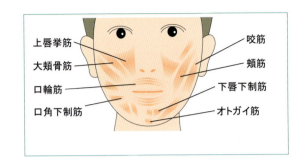

- 上唇挙筋は上唇を引き上げる
- 大頬骨筋は口角を上外側に引き上げる
- 口輪筋は唇を閉じたりすぼめたりする
- 口角下制筋は口角を支える
- 咬筋はものを噛む
- 頬筋は頬をすぼめたり、開いたりする
- 下唇下制筋は下唇を外側下方に引く
- オトガイ筋は下唇を突き出す、あごを持ち上げる

など、体幹の筋肉と比べて走行、動き等が複雑であることを意識付けます。

　また、食べ物をお口の中に取り込み、スムーズに噛むためには、大・小頬骨筋、上唇挙筋、下唇挙筋、口輪筋等の口の周りの表情筋が大切な役割を果たします。お口周りの筋肉を使う（食べる・話す）と、表情も豊かになり、若々しさを保てます。表情筋を使わないと、しわ・たるみの原因となります。おいしいものを食べ、おしゃべりを楽しみ、思いきり笑うことも、良いトレーニングになります。

　また、これらの表情筋が衰えると、言葉が不明瞭となり、表情が乏しくなることから、コミュニケーションが障害され、高齢者は他者とコミュニケーションを取ることを避けるようになります。そうなると、外出機会が減少したり、認知機能低下のリスクも高くなったりします。さらに食べこぼしが多くなったりすると、自信がなくなり、外食が不安になって、外出機会がさらに減少するなど、運動機能の低下にもつながります。また、頬筋、口輪筋等の衰えは義歯を不安定にしたり、口腔内の食物残渣を増やしたりして、咀嚼機能を著しく低下させ、口腔衛生状態を悪化させる原因にもなります。

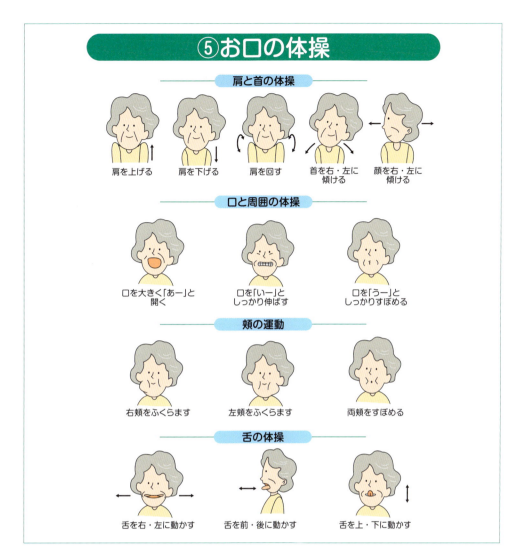

9回目　発声・構音の機能

　第9回目のプログラムでは、発声・構音の機能について説明します。特に舌の運動を意識させた内容とします。

　舌の主要部分を構成する筋肉（上・下縦舌筋、横舌筋、垂直舌筋）は起始、停止が舌の内部にあり、舌尖は遊離していることから、前後左右上下に自在に動かすことができます。また、モノを舐めるなど随意的に動かすこともできますが、会話や咀嚼中等は半自動的に、咳や嘔吐、嚥下中は、不随意に反射的に動く特異な筋肉です。さらに舌の機能は、生命を維持するために不可欠な栄養摂取に重要な役割を果たしています。舌は食物を認識し、口腔内に引き入れ、咽頭に送り込むといった単純な摂食運動だけではなく、様々な種類の食物を摂取するために最適な咀嚼ができるよう調節し、その効率を上げて、食物の味覚や食感等を味わうことに貢献します。これにより人は豊かな食生活を営み、生涯生きる意欲を持続することができると考えます。

また、人の舌は極めて複雑で微細な動きが可能なため、言葉も自在に調節することができます。これにより、多くの言葉を話せるというだけでなく、声のトーンや言葉のニュアンス等を操り、繊細で複雑なコミュニケーションを可能とします。

　つまり舌運動の障害は単に栄養摂取や言語を障害するというだけでなく、人の高度で知的・文化的な生活を障害することになるのです。特にこれらは、舌の機能低下の初期の段階から不顕性に生じ、高齢者の外出や他者とのコミュニケーションを行う意欲を減退させる一因となっている可能性もあり、それらがさらに舌を含めた運動機能と高次機能を減退させ、虚弱や要介護のリスクを高めるといった悪循環を引き起こす可能性があると推測されます。

　以上のことを念頭に置き、現在食事や会話に困っていない対象者に対しても、舌の繊細で力強い運動を維持することの重要性を意識付け、パタカラ体操や、10回目に行うプログラムの発音・早口言葉等のトレーニング実施への動機付けを行う必要があります。

　「パタカラ」の発音訓練は、舌やその周りの筋肉（口輪筋、表情筋等）の衰えを予防、改善します。また、飲み込みをスムーズにします。

　「パ」は唇をしっかり閉じ、そして開くことで発音する音です。唇を閉じる力を鍛えることで、食べ物を口の中にしっかり取り込み、咀嚼、嚥下中も食べ物をこぼさないように口を閉じていられるようになります。

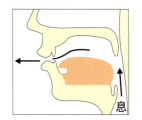

　「タ」は舌先を上の前歯の裏に付けて発音する音です。舌を前方に出す動きで、これを鍛えると、口腔内への食べ物の取り込み、食塊の移送が容易になって、効率の良い咀嚼を行うことができると共に、口腔内の食物残渣を少なくすることができます。

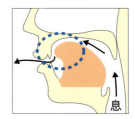

　「カ」は舌を咽頭の方に引いて発音される音です。舌の後方への動きで、これを鍛えると咽頭まで運ばれた食べ物を、一塊として強く食道に押し込むことを容易にします。これにより誤嚥や窒息のリスクを減らすことができます。

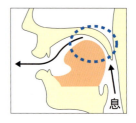

　「ラ」は舌が口蓋（上あご）に付いて離れる時に出る音です。舌の上方への動きで、「タ」と同様、口腔内への食べ物の取り込み、食塊の移送が容易になって、効率の良い咀嚼を行うことができると共に、口腔内の食物残渣を少なくすることができます。

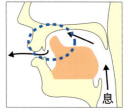

⑥パタカラ体操

大きな声で　しっかり口を動かして　リズム良く！！

ぱ・ぱ・ぱ・ぱ・ぱ（×3）、　ぱぱぱぱぱ（×3）
た・た・た・た・た（×3）、　たたたたた（×3）
か・か・か・か・か（×3）、　かかかかか（×3）
ら・ら・ら・ら・ら（×3）、　ららららら（×3）

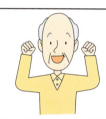

＊始めは、各々ゆっくり一息で1回ずつ5回の発声を3回、次に、速く一息で5回の発声を3回行います。

10回目　はっきり発音・早口言葉

　第10回目のプログラムでは、前回と同様に発声・構音の機能について説明します。特に今回は舌だけでなく口腔全体の細かくて速い運動を意識させた内容とします。

　目的は第9回目と同様ですが、この回では口腔全体の、より複雑で、早い動きを練習することで、口腔の動きを意識させると共に、自らの口の動きの低下を自覚させ、トレーニングへの動機付けを強くします。

　また、"言葉を話すこと" と "飲み込み" は同じ筋肉を使うことが多いので、口の機能低下や誤嚥を防ぐために、発音の練習をすることはとても大切であると説明します。また発音の練習をして口を動かすことで、口腔内が刺激され、唾液がよく出るようになることも自覚してもらうと良いでしょう。

　早口言葉の練習では、簡単なものから、徐々に難しいものを練習するようにして、口の動きの低下を自覚させると共に、楽しく行ってもらうことが重要です。発音時にできるだけ意識的に唇や舌を大きく動かすよう指示し、呼吸をコントロールして、一息でできるだけ大きな声で長く発音できるよう練習します。これは呼吸の訓練になると共に、鼻咽腔閉鎖や咽頭収縮、喉頭閉鎖の力を高めることにもなります。さらに口唇閉鎖や舌の運動機能、口腔周囲の筋肉の動きを改善することにもなり、実習後の口腔周囲の筋の疲労感等から、

ふだん使っていないことを自覚してもらうのも良いでしょう。また、継続して行うことで義歯が安定したり、唾液の分泌が改善して口腔乾燥が緩和されたり、口腔周囲のしわが少なくなり、表情が明るく若返った顔貌となるなど、その効果を期待させ、トレーニングを継続することへの動機付けを工夫すると良いでしょう。

早口言葉で練習しましょう！

初級編 「生麦（なまむぎ）　生米（なまごめ）　生卵（なまたまご）」

「裏庭には（うらにわには）　二羽（にわ）　庭には二羽（にわにはにわ）　鶏がいる（にわとりがいる）」

中級編 「坊主が屏風に（ぼうずがびょうぶに）　上手に坊主の絵を描いた（じょうずにぼうずのえをかいた）」

「骨粗鬆症（こつそしょうしょう）　訴訟（そしょう）　勝訴（しょうそ）」

上級編 「東京特許（とうきょうとっきょ）　許可局局長（きょかきょくきょくちょう）　の許可（のきょか）」

「お綾や親にお謝り（おあややおやにおあやまり）　お綾や八百屋にお謝りとお言い（おあやややおやにおあやまりとおいい）」

11回目　噛む力

　第11回目のプログラムでは、噛む機能（咀嚼）機能について説明します。単に強く噛むというだけでなく、咀嚼機能が全身にどのような影響を及ぼすのかをわかりやすく説明します。

　噛むことには多くの効果があるとされています。リラックス、集中力、記憶力等に対する効果については様々な手法を用いて十分な検証が行われています。しかし、多くの高齢者が関心を持っている、認知症や糖尿病といった疾患に関する効果については、関連があるとする報告もあれば、関連がないという報告もあり、現在のところ十分明らかにされていないのが現状です。しかし、適切な栄養摂取がこれら疾患に良い影響を与えることは多くの研究で明らかにされており、適切な栄養摂取に不可欠な咀嚼機能は間接的にこれら疾患に影響することは明らかです。

　高齢になると機能的、社会的に活動範囲が縮小し、身体の活動量が減少します。また、加齢による身体機能の低下により代謝も減退します。そのため、高齢者の食欲は低下し、1日の食事の量が減少してしまうことは避けられません。食事量の減少が単にエネルギー摂取量の減少だけであれば、活動量、代謝の減少した高齢者にとってはそれほど大きな問題にはなりません。しかし、食事量の減少は摂取する食品の種類を大幅に減少させてしまうことでもあります。つまり、これまで主食以外の副食を平均3品食べていた人の食欲が低下した場合、その3品の一つ一つの量を少なくして摂取することはありません。日本が長寿国なのは、伝統的な食事「一汁三菜」のおかげだと言われ、これはバランスの取れた食事になりやすいからです。しかし、高齢者は食欲の低下だけでなく、調理や買い物の負

担等も重なることで、一汁三菜が二菜、一菜へと減少すると推測されます。さらにこれに、歯の喪失や義歯の不適、噛む力の減弱等が加わり、肉や魚、野菜等が食べにくくなると、それら食材の入った副菜をとることが少なくなります。特に肉や魚は高齢者に必要なたんぱく質、野菜は食物繊維やビタミンの摂取に不可欠ですが、それらの食品は咀嚼機能が低下すると、とても食べにくくなります。食べにくい赤身の肉や魚、繊維の多い野菜等が少なく、食べやすいご飯やパン等の炭水化物や火を通しても硬くならない脂肪の多い肉や魚等を長期間、毎日、毎食続けると、栄養バランスが崩れ、体に必要な栄養素が枯渇することになります。そうなると体の組成や機能を維持することが困難になり、身体機能や免疫能が低下し、各疾患へのリスクが増大することになるのです。

　そこで、よく噛むことで脳を活性化させ、リラックスや集中力、記憶力等を維持向上させること、噛み合わせを治して、転倒を予防し運動機能を向上させる、食べられないものをなくして、家族や友人と旅行や食事に出かけるなど活動的な生活を維持することで、健康で自立した生活を長く続けることができるのです。

　咀嚼（噛む力）が低下する原因としては器質性と運動性の障害があります。器質性の咀嚼障害は「歯がない」「義歯が合わない」などの理由で「うまく噛めない」状況であり、これらは、義歯の調整を含めた歯科の受診・治療で改善することができます。運動性の咀嚼障害は加齢や脳血管疾患等の後遺症により、咀嚼に関わる神経や筋肉の機能が低下し、噛むことが困難となっている状況で、機能訓練や食事内容の変更等生活習慣見直し等により、改善することができます。

咀嚼力（噛む力）の低下とは

器質性咀嚼障害…「歯がない」「義歯が合わない」などで「うまく噛めない」という状況
★改善→入れ歯を含めた歯科の受診・治療が必要

運動障害性咀嚼障害…加齢や脳血管疾患等の症状により、咀嚼に関わる神経や筋肉の機能が低下し、噛むことが困難となっている状況
★改善→筋機能の改善に向けた取組が必要

　咀嚼力は、頬やこめかみの辺りを指で触って、奥歯で噛みしめた時に、頬の咬筋、こめかみの側頭筋が強く膨らむかなどでおおよそ推測することができます。歯や義歯がなくて奥歯の噛み合わせがない状態や、痛む歯や動揺している歯をそのままにして強く噛めない状態を放置しておくと、咬筋や側頭筋等咀嚼に関わる筋肉の力が減退して膨らまなくなってしまいます。いつまでも何でも食べられる口の機能を維持するために、定期的に歯科受診をして、う蝕（むし歯）や歯周病、歯の欠損を治療し、ふだんの食生活でも、食べにく

いものを避けたりせずに、機能訓練と思って食べにくい食品もしっかり噛んで食べるよう努めることも大切です。

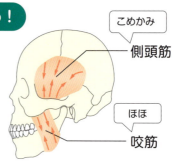

咀嚼に関わる筋肉を触ってみましょう！

頬やこめかみの辺りを指で触ってみてください。奥歯でグッと噛みしめた時に、指が押される感触・膨らみがありますか？

・・・

12回目　事後アセスメント

　事前アセスメントと同様の検査を実施し、その結果を事前のアセスメント結果と比較し提示することで、事前に設定した3か月間のプログラム内での目標が達成されたかを参加者自ら確認してもらいます。この時、目標が達成されていれば、この目標を維持するために、これまでのトレーニング等の継続が必要であること、また、新たな目標をつくって、それを達成するための方法を提示し、さらに口腔機能の向上への動機付けを行うことが重要です。反対に目標が達成できていなかった人に対しては、再度動機付けを行うと共に、別のトレーニングや生活習慣の改善等を提案し、口腔機能の向上への意欲を継続させるよう支援します。

・・・・・・・・・・・・　◆ **栄養介入プログラム** ◆　・・・・・・・・・・・・

プログラムの流れ
  1回目：　事前アセスメント
  2回目：　事前アセスメントのフィードバックと目標の設定
  3回目：　食の楽しみ
  4回目：　食欲のおはなし
  5回目：　脱水を予防しよう
  6回目：　栄養状態を知ろう
  7回目：　体重を管理しよう
  8回目：　食中毒予防の三原則
  9回目：　バランスの良い食事
  10回目：　私の"いきいきリズム"
  11回目：　噛みにくい、飲みにくい
  12回目：　事後アセスメント

1回目　事前アセスメント

栄養に関連する項目としては、シニア向け食欲調査票、Body Mass Index: BMI（kg/m2）、下腿周囲長、インピーダンス法による体組成計測と、Mini-Nutritional Assessment Short-Form（MNA®-SF）等の調査を行います。

2回目　事前アセスメントのフィードバックと目標の設定

事前の食事アセスメント結果を基に、栄養指導項目（不足又は過多な栄養素）の優先順位を付け、参加者個々の改善すべきポイントを絞ってフィードバックを実施します。

以下の事前アセスメントの結果を個別に配布し（栄養チェック、事前調査結果）、評価結果の説明を用いて、その意味を次のように解説します。そして結果を踏まえて、3か月間のプログラム内での目標を参加者個人に設定してもらいます。

①食欲

食欲があることは、元気で若々しい証拠とよく言われますが、食欲がなくなると、おいしく食事を楽しむことは難しくなります。加齢と共に「食べられなくなるのは仕方ない」と思いがちですが、食欲がないまま放置すると、食べる量が減り、栄養が不足する可能性が出てきます。食欲低下の原因を知って、早く解決することは、とても大切なことです。

②肥満・痩せ度

肥満、痩せ度など体格を測定する指標として、BMI kg/㎡がよく用いられます。BMI kg/㎡は、体重（kg）÷（身長m×身長m）で計算します。70歳以上の場合、標準体格はBMI kg/㎡は21.4〜24.9kg/㎡です。肥満傾向の人（25.0kg/㎡以上）は生活習慣病のリスクが高いと言われています。反対に痩せの人（18.5kg/㎡以下）は免疫力が弱まり、持病が悪化しやすく、寝たきりになったり死亡リスクを高めたりすると言われています。標準体格の維持を目指しましょう。

③基礎代謝量

寝ている時にも心臓や内臓は動き続けています。この時に、生命活動を維持するために必要なエネルギーのことを基礎代謝量（kcal）と言います。筋肉量が多ければ基礎代謝量は高くなると言われています。加齢と共に筋肉量は減り、食欲低下や食事量の不足、運動不足が加わると、さらに筋肉量は低下します。何でも食べられる口の機能を維持し、栄養バランスの良い食事を続け、運動習慣を身に付け、筋肉量と共に基礎代謝量をアップさせましょう。

④便秘傾向

高齢になると腸管の運動も低下し、便秘になる人が増えてきます。お腹が苦しい、便が出ないといった便秘症は食欲を低下させるだけでなく、日常生活にも影響すると言われています。便秘傾向の人は、ふだんから食物繊維や水分の摂取量等が不足しないような食生活を心掛け、適度な運動を行い、便秘を予防しましょう。

3回目　食の楽しみ

　第3回目のプログラムでは、日常の食生活に密接に関係している地域の食文化について紹介します。これは本プログラムが単に栄養に関する知識の教授ではなく、生涯を通して適切な栄養を自ら維持管理するためには、住み慣れた地域の文化、環境を理解し、それらを基礎とした生活習慣の構築が不可欠であることを伝えることが目的です。

　日本の食文化は、多様で豊富な旬の食材や食品、栄養バランスの取れた食事構成によって日常の食卓を彩ります。また、日本食は、正月やお盆等年中行事や人生儀礼との密接な結び付き等を持つ素晴らしい食文化です。

　諸外国からも高い評価を受け、先日、日本の食文化である和食が無形文化財になりました。そのような、日本が誇る食文化は少なからず、日本の健康長寿に貢献していることは明らかです。そのような日本の食文化の中に「地産地消」という考え方があります。「その土地で採れたものを、その土地で消費すること」を意味しています。日本の国土の約66％は森林で、先進国の中で有数の森林大国です。自然も豊かで四季折々の旬があり、しかも四方を海に囲まれているため食材も豊富です。その土地土地でつくられている野菜や海産物等新鮮で旬な食べ物は、もちろんおいしいだけでなく、栄養価もとても高く健康的な食材と言えます。さらに、そのような健康的な地元の食材が身近にあると知ることで、食の安全や安心を感じることができ、食べる意欲にもつながります。地域の食材を購入したり、そこでつくられた食べ物を食べに行くなどすることは、生活範囲を広げ、社会活動が増え、多くの様々な刺激を受け、知的及び身体活動量も増加し、認知機能や運動機能の維持向上にもつながるものと思われます。

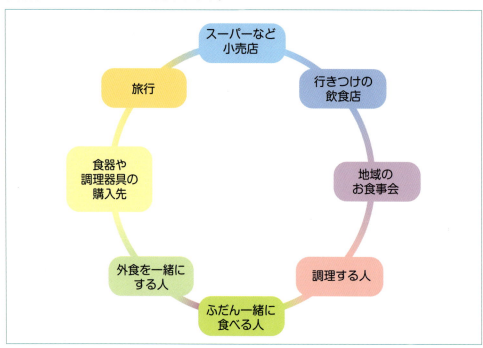

4回目　食欲のおはなし

　第4回目のプログラムは、この複合プログラムで着目している食欲について話をします。おいしく食べたい気持ちをかなえるために、健康的な心身状態や料理の味、匂い、彩り、歯応え、心地良い人との会食等食生活の演出は欠かせません。最近おいしく食べられないと思う人がいたら、以下のポイントをチェックしてみましょう。

食欲をチェック
- ☑ 歯が痛い、入れ歯が合わないので上手に噛めない
- ☑ 味や匂いがわかりにくく、料理をおいしく感じない
- ☑ 料理や買い物に行く気がしない
- ☑ すぐにお腹がいっぱいになる、又は、胃がむかむかする
- ☑ 便秘や下痢など胃腸の調子が悪い
- ☑ ご飯よりもお粥のほうが食べやすくなってきた
- ☑ たくさんの薬を飲むだけでお腹が膨れる
- ☑ 1人で食べることが増え、友人と外食に行くことも減ってきた
- ☑ 3食食べない日が増えてきた

　高齢者が自立した生活を生涯継続するためには、健全な心身機能を維持することが大切です。しかし、加齢に伴う口腔機能低下、感覚機能低下、多剤服用、日常生活における意欲や活動量の低下により食欲は低下し、さらに口腔機能の低下が生じれば摂取可能な食品の種類が減少し、習慣的な食事摂取量は減少するという悪循環に陥ってしまいます。これにより、摂取エネルギー量やたんぱく質不足による低栄養を引き起こし、さらに、体脂肪及び骨格筋量、基礎代謝量が減少し低栄養や免疫力低下を生じさせ、要介護リスクを高めることになります。これらのことから、低栄養を予防し自立をした生活を継続するためには、食欲や食事摂取量を維持増進することが重要となり、さらには食欲や心身機能の維持向上が必要です。

　本複合プログラムにより食欲が改善することが明らかになっています。食欲の改善は、活動量の増加や口腔機能の改善も影響したものと思われます。また、体重の増加、たんぱく質摂取量の増加、骨格筋量等体組成の維持といった効果も見られたことから、高齢者の介護予防に効果があると思われます。

　一方、二次予防対象者の中には、肥満傾向やメタボリックシンドローム、糖尿病の既往のある高齢者もいることから、単に食欲を向上させるだけでなく、栄養のバランス等にも留意し、個別的な対応を行うことも重要です。

5回目　脱水を予防しよう

　第5回目のプログラムは、脱水について説明します。

健康的に年齢を重ねている人も多くなっています。しかし、最近は高齢者のメタボリックシンドロームや低栄養等が要介護状態になるきっかけになっているとの報告が多く見られるようになってきました。しかし高齢者の場合はBMIが24〜25kg/㎡とやや高めの人が長生きできるとも言われており、成人と高齢者、特に75歳以上の後期高齢者とでは分けて考える必要があります。

　このように75歳以上の後期高齢者では、メタボリックシンドロームに代表される過栄養よりも、痩せすなわち低栄養に、より注意する必要があります。それは、痩せている人、特にBMIが低値な高齢者は筋肉量が減少していることが多いためです。

　最近では高齢者の筋肉減少はサルコペニアと呼ばれ、とても注目されています。サルコペニアは進行性及び全身性の骨格筋量及び骨格筋力の低下を特徴とする症候群と定義されていますが、これら高齢者の筋肉量の低下は、運動機能を低下させるだけでなく、脱水のリスクを大きくするという問題を生じさせます。なぜ筋肉量が低下すると脱水になりやすいかというと、筋肉は水分を貯蔵しているタンクだからです。人間の体の6割は水と言われていますが、高齢者では5割と言われています。この減少した1割の原因のほとんどが筋肉量の減少にあると言われていますが、加齢と共に、これら貯水タンクが少なくなり、体の水分が少なくなった時の補償ができなくなってしまうのです。脱水になると、血液の量も減ることから、これを補うために心臓は心拍数を増やして、重要臓器への血流を確保します。これにより心臓に負荷がかかるだけでなく、代謝が上がり消費するエネルギーが増えることから、食事摂取量が変わらなければ痩せていき、活動量の低下と共に、さらに筋肉量が減少して脱水になりやすくなるという悪循環に陥ってしまいます。

　高齢だから今さら筋肉など付けることはできないと思う人もいるかもしれませんが、たんぱく質を主体とした適切な栄養摂取と運動を行い、十分な休養をとれば、何歳でも筋肉を付けることができます。脱水予防にはこまめな水分補給も大切ですが、適切な運動を行って筋肉量を維持することも重要です。

　最後に脱水について考えてみたいと思います。脱水症とは単なる水の不足ではありません。脱水症は水分を主体とした体液が失われた状態ですから、「身体から水分が失われるだけではなく、電解質も同時に失われた状態」のことです。そのため様々な症状が発現します。

脱水の症状
- ☑口の中が渇いている、粘っこい
- ☑唇がカサカサしている
- ☑トイレの回数が少ない
- ☑食事を抜いても気にならない
- ☑いつもより元気がない
- ☑なんとなく体がだるい
- ☑飲水量や食事量が減った
- ☑あまり動けず足がふらつく

身体に入る水分より身体から出る水分が多いと、脱水症になります。脱水の原因をわかりやすく考えるために、1日に身体に入る水の量と出る水の量について考えてみます。

1日に身体に入る水の量（飲む目安）
3食に含まれる水分　　約1,000㎖
食事以外で飲む水分　　約1,000～1,500㎖
代謝水　　　　　　　　約300㎖
合計　　　　　　　　　約2,000～3,000㎖

※代謝水：各栄養素が代謝されて、エネルギー等として用いられる時に発生する水分

1日に身体から出る水の量（目安）
排尿（4～8回/日）　　約600～2,000㎖
排便（理想1回/日）　　約100～200㎖
呼吸や皮膚からの蒸発　約900㎖

汗をかいたりすると、出る水の量は多くなるので、その分飲む水の量を増やす必要があります。

身体の50～60％は水分です。そして水分の多くは筋肉の中に蓄えられています。筋肉量が低下しやすい高齢者の場合、運動をして筋肉を維持することは、水分の貯留効果を高め、脱水症の予防にもなります。脱水症を恐れて運動を避けたりせず、涼しい時間帯に、水分を補給しながら運動を行って、筋肉量を落とさないように気を付けましょう。

6回目　栄養状態を知ろう

第6回目のプログラムでは、アセスメント結果を見ながら参加者それぞれの栄養状態を確認してもらいます。

栄養状態を表す代表的な指標は体格で、体格を表す指標としてはBMIがあります。BMIを決定するのは身長と体重で、身長は高齢者ではそれほど変化することはありませんので、栄養状態は基本的に体重に左右されます。体重は摂取している食事の量と、生命を維持するために必要な代謝量、生活を維持するために必要な活動量のバランスで、増えたり減ったりします。すなわち、摂取している食事の量よりも、代謝量と活動量が多ければ体重は減少し、反対に多ければ体重は増加することになります。高齢者の場合、食事の量も代謝、活動量も低下するので、そのバランスが維持されていれば特に問題はありません。しかし、高齢者では、骨折や認知機能の低下等により活動量が減り、摂取している食事の量が上回って体重が増加し栄養状態が悪化することがあります。また、反対に食欲低下、摂食嚥下機能の低下等により十分な食事を摂取することが困難になり、代謝量と活動量が上回って体重が減少し、栄養状態が悪化することがあります。代謝は生命活動に不可欠なもので、それを自らコントロールすることは困難ですので、栄養状態をコントロールするには食事の量と活動量を管理することが重要になります。

また、栄養状態は生活に影響しますし、逆に生活の変化が栄養状態にも影響します。日常生活のリズムを整え、日頃の活動意欲や活動量の維持等を心掛けると共に、食事の量に気を付けることが重要です。そこで最も指標となるのは体重です。1週間に1度は体重を測定し、それを記録して1か月に5％以上、3か月で7.5％以上、6か月で10％以上の体重の増減が見られるようであれば、医師等に相談する必要があるでしょう。そこまでの大きな変化がなくても、それほど生活に大きな変化のない高齢者に体重の増減が認められる場合は、その原因を調べると共に、ふだんの食事の量と活動量を見直す必要があるでしょう。体重の変化の原因を調べるために確認すべきポイントとしては、食欲の有無、食事の量、脱水、睡眠の状態、歩行の状態、疲れやすさ、身体の痛み、転倒転落、食事形態の変化、介護度の変化、認知機能の変化等があります。

体重

体重がどれくらいの期間でどれぐらいの割合減少したか

体重減少率度（％）＝（普段の体重－現在の体重）÷普段の体重×100

期間	体重減少	もとの体重が50kgの場合	確認ポイント
1か月	5％以上	47.5kg以下	食欲・食事量・脱水・睡眠
3か月	7.5％以上	46.3kg以下	歩行速度・疲れやすさ・痛み・食事摂取量
6か月	10％以上	45.0kg以下	転倒転落・食事形態・介護量・認知機能

　また、1年前と比較して体重の増加や減少が顕著に見られるようであれば、身長や年齢を考慮した標準体重等を参考に、食事の量と活動量と共に、生活習慣を見直す必要があるでしょう。

　栄養が不足している場合は、痩せてきて元気がなくなったり、食欲がない、持病の悪化、薬の効果が減弱もしくは顕著になって、体調や生活に影響してしまうことがあります。自分の栄養状態を知るために、定期的に体重や体格指標（BMI）をチェックしていくと良いでしょう。

BMI

標準体重をBMI＝22とし、「肥満」か「痩せ」を判定

BMI＝体重（kg）/身長（㎡）

BMI	判定	観察ポイント
〜＜18.5	痩せ	食欲低下・食事摂取量低下・免疫力低下
18.5≦〜＜25.0	正常	日常生活リズムの乱れの有無
25.0≦	肥満	日常生活活動量低下・身体の痛み

7回目　体重を管理しよう

　第7回目のプログラムでは、体重について考えます。最近、70歳以上の肥満やメタボリックシンドロームが問題となっています。食べる量よりも活動量が少なければ適切な体重を保つことは難しく、その結果、脳卒中や糖尿病の悪化、腰や膝の痛みが生じる原因にもなります。自分の適切な体重を知り（標準体重※）それを維持するために①日常生活のリズムを整え、②規則正しく同じ時刻に3食とり、③ウォーキング等継続できる運動習慣を身に付けることが大切です。

※標準体重は身長（m）×身長（m）×22で計算されますが、高齢者では少し太り気味の人の方が長生きするとの研究報告があります。

　反対に高齢者では食欲が低下して食べられなくなり、痩せてしまうことがあります。また、咀嚼や胃腸の働きの減退等により肉類を控える人も多く、身体を支える筋肉量や筋力の低下による体重減少により転倒リスクが高まったり、感染症にかかりやすかったり、自立した日常生活にも支障をきたすリスクにつながります。

　絶食したり、反対に過食したりして、自己判断で体重のコントロールをすることはとても危険なため、医師等に相談すると良いでしょう。体重は活動量、代謝、食事摂取量のバランスによって増減するため、体重が減少している場合は、食事摂取量が不足している可能性が高く、反対に体重が増加している場合は、食事摂取量が多い、または活動量が少ないことを表しているので、活動量や食事摂取量を改善する必要があるのです。

　体重を1kg増やすためには、7,000kcal必要と言われています。つまり、1か月間毎日ご飯をお茶碗1杯分減らしたり、通常よりも2時間散歩を増やすなどを1か月続けると、体重が1kg減少する計算となります。つまり、体重の変化があるということは、身体に大きな問題が生じている可能性があるということになります。

　低栄養の人は、男性、75歳以上、高齢者のみ世帯に多いという結果が報告されています。ちなみに、日本人の食事摂取基準によると、70歳以上の1日の推奨摂取エネルギー量は男性で2,200kcal、女性で1,700kcalとなっています。この量を単純に3食に分けると1食当たり男性は700kcal、女性は500kcal以上摂取する必要がありますが、トーストと卵の一般的な朝食では、約400kcalしかありません。昼食を蕎麦等で簡単に済ませてしまうと、350kcalくらいにしかなりませんので、夕食は男性だと1,500kcal近くとらなければならず、若い方でもかなりの量を摂取しなければならないことになります。このようなことにならないように、3食それぞれ、ある程度の量をとる必要があるのです。

　また、年齢を重ねるごとに食べられない理由も様々で、「もう歳だから仕方ない」と思いがちになります。そして、いつの間にか食べる量が減り、体調が整わないということもあります。結果的に、免疫力の低下を招き、動くのがつらい、体力がなくなり外に出たくない気持ちになりやすくなったりもします。体重を維持することは、実は身体を健康に維持できているかを見る指標にもなるので、定期的な体重測定を行うことが肝要です。

8回目　食中毒予防の三原則

第8回目のプログラムでは、食中毒の予防について説明します。

高齢者は身体の抵抗力が弱くなっており、持病がある人もいることから、少量の菌でも食中毒になりやすく、症状も重くなりがちです。

食中毒は、食べ物や飲み物と一緒に口から入った大量の食中毒菌や有害・有毒な物質によって起こります。主な症状は、吐き気、嘔吐、腹痛、下痢等の胃腸症状です。食中毒を起こす細菌が食べ物の中で増えていても、味や臭いは変わりません。

食中毒予防の3原則は①菌を付けない、②菌を増やさない、③菌をやっつけるです。

①菌を付けないためのポイント
- ☑衛生的な環境で売られた新鮮なものを購入する
- ☑清潔な手で、清潔な調理器具を使い、清潔な食器に盛り付ける
- ☑台所にネズミ・ハエ等の感染源の侵入を防ぐ　など

②菌を増やさないためのポイント
- ☑調理してから食べるまでの時間を短くする
- ☑冷蔵庫は10℃以下、冷凍庫は－15℃以下に維持する
- ☑解凍は冷蔵庫の中や電子レンジで行う
- ☑水を使って解凍する場合には、気密性の高い容器に入れ、流水を使用する
- ☑温かい料理は65℃以上、冷やして食べる料理は10℃以下で保存する
- ☑調理前や調理後の食品は、室温に長く放置しない　など

Ｏ157は室温でも15～20分で2倍に増えます。

③菌を殺すためのポイント
- ☑包丁、食器、まな板等は、洗った後、熱湯をかける
- ☑たわしやスポンジは、煮沸する
- ☑ふきん等漂白剤に浸けることができるものは一晩浸ける
- ☑加熱調理は中心部の温度が75℃で1分間以上加熱する　など

特に注意したい食品

生肉は、腸管出血性大腸菌(O157等)、サルモネラ等の食中毒菌が付着していて、重い食中毒の原因となることがあります。生肉は中までしっかり火を通しましょう。焼き肉、すき焼き等では、生肉を取る箸と自分が食べる箸は区別しましょう。

卵はサルモネラに汚染されていることがあります。新鮮なものを購入し、購入後は冷蔵庫で保管しましょう。生で食べることはできるだけ控え、割ったらすぐに調理しましょう。卵料理は十分加熱しましょう。割れていたりひびが入っている卵は、なるべく使用を控えましょう。

生の魚介類は腸炎ビブリオに汚染されていることがあります。生食用であるかどうか、表示を確認しましょう。腸炎ビブリオは真水に弱いため、流水でよく洗ってから調理し、調理後はできるだけ早く食べましょう。食べる直前まで冷蔵庫で保管しましょう。

配食サービスのお弁当等にも注意が必要です。配達されたら、早めに食べることが望ましいですが、すぐに食べない場合は、そのまま放っておかず、冷蔵庫に入れましょう。残ったものは思い切って捨てましょう。もったいないからといって、次の食事で食べるのはやめた方が良いでしょう。

食中毒を予防するために気を付けたいこと

調理用具はいつも清潔に

まな板は肉・魚用と野菜用の2枚を用意し、使い分けるようにしましょう。木製よりもプラスチック製の方が衛生的です。包丁・包丁の柄、鍋類・鍋の取っ手は汚れやすいので、念入りに殺菌しましょう。ふきんは清潔なものを何枚も常備しておき、1枚を使い回さず、こまめに取り替えることが大事です。手ふき用タオルは、1日1回は新しい清潔なタオルと交換してください。せっかく手を洗っても、タオルが汚れていると手洗い前よりも菌が多く付いてしまうことがあるので注意が必要です。

流水と薬用石けんでしっかり手を洗う

調理する前、トイレの後、肉、魚、卵に触った後、食事をする前、ペットに触った後等は、薬用石けんを使って、丁寧に手を洗うようにしましょう。

食中毒かなと思ったら

すぐに医師に診てもらいましょう。いつ頃調子が悪くなったか、どんな症状か、最近食べたもの、便の様子、一緒に食事をした人の様子等を伝えます。吐物や便があれば医師に見せてください。不適切な服薬は症状をかえって悪くすることがあるので、素人判断で胃腸薬や下痢止めを飲まないでください。食中毒と診断された場合、最寄りの保健所に連絡することもあります。原因だと思われる食品が残っていれば、捨てずに冷蔵庫で保管しておいてください。買った店のレシート、空の容器、包装紙等も取っておきましょう。

9回目　バランスの良い食事

第9回目のプログラムでは、バランスの良い食事について説明します。

昔のようには食べられない、しっかりバランス良く食べたいのになかなかそうもいかないと悩まれる高齢者も少なくありません。しっかりバランス良く食べられないと、栄養不足になって体重が減ってきたり、元気がなくなったり、動くのがつらくなったりします。

なぜ動くのがつらくなるのかを、車に例えて考えてみたいと思います。車は、エンジンやボディで車の骨格をつくり、ガソリンを入れて動きます。そして、エンジンオイルやバッテリーは車の性能を維持し、燃費良く動くには欠かせません。これを人間に置き換えると、車のエンジンは内臓、ボディは骨や筋肉、血液で表すことができます。車では鉄が材料になりますが、人間では肉や野菜等のたんぱく質、ビタミン、ミネラルが材料になります。ガソリンとして私たち身体のエネルギー源となるのは、ご飯や肉、魚などの糖質・脂質・たんぱく質です。また、エンジンオイルやバッテリーとして健康的な身体を維持するのは、

野菜や果物等ビタミンやミネラルです。ただ、車は動かなければガソリンは使いませんが、人間はじっとしていても常にエネルギーは使われるため、常に補充する必要があります。特に、肉や魚、卵等に多いたんぱく質は役割の多い栄養素なので、しっかり摂取したい栄養素となります。いきいきと元気に動くには、しっかりバランス良く食べることはとても大切なことなのです。

　ふだん食べたものが栄養となり、筋肉や脂肪、血液になっていきます。車と違い私たちはエネルギーをいつまでも貯蔵しておくことはできませんので、ふだんからバランス良く食べているかを確認することが大切です。

　10種類の食品群のうちできるだけ多くの種類が含まれている食事ほど、バランスが良いと言えます。また、バランスの良い食事の目安として「一汁三菜」という言葉があります。これは、ご飯等の主食、味噌汁等の汁物、メインのおかずの主菜、和え物やサラダ等の副菜があるとバランスの良い食事になりやすいことを示しています。

　例えば、主菜にはたんぱく質や脂質が豊富な肉や魚、豆腐等を、副菜にはビタミン、ミネラル、食物繊維が豊富な野菜や海草類等の食材を良く使います。汁物はわかめやサトイモや茄子の味噌汁等、ミネラルや食物繊維、ビタミンが豊富です。このように多くの食材をとることを意識すると、しっかりバランス良く食べることができ、健康な身体をつくる源になります。

　しかしバランスの良い食事をとることの必要性はわかっても、昔のようには食べられないと思う人がいると思います。バランスの良い食事の目安として10種類の食品群をとると説明しましたが、一食だけでは、10種類とることは難しいです。特に昔ほどたくさん食べることができなくなった高齢者には、とても難しいことです。しかし、朝、昼、晩の3食や間食を入れて1日10種類とることは、少し頑張れば可能という人も多いと思います。3食しっかり食べることは、バランスの良い食事をとるためにも大切なことなのです。

　また、自分ではしっかりバランス良く食べているつもりでも、エネルギーやたんぱく質は不足しがちです。最後に、どのようにしたらしっかりバランス良く食べることができるのか、いくつか例を挙げてご紹介します。

なかなか食が進まない・食事量が減った
　旬の魚や野菜はおいしくて栄養価の高い食材です。できるだけ旬の食材が入った食事をとると良いでしょう。

　おかずを優先して食べることで、たんぱく質やビタミン、ミネラルを多くとることができます。

すぐにお腹がいっぱいになる
　歯や口の中の調子を整え、ゆっくりよく噛むことで、消化を助け、満腹感を緩和することができます。一時的にお腹がいっぱいになっても、消化が早いので、次の食事の時に多く摂取できます。また、間食をとることで不足を補うことができます。

　食物繊維の多い食事や納豆、ヨーグルト等は、腸管の働きを助け便秘を改善します。便秘や腸内環境が改善することで、すぐにお腹がいっぱいになることが少なくなるかもしれません。

噛みにくい食材がある

　噛みやすいように食材を細かく切ってから調理してみましょう。

　肉や魚、繊維が多い野菜は、煮汁をたっぷり用意して長時間かけて柔らかく煮ると良いでしょう。

食欲がなく、体力がなくなってきた

　1日の生活リズムを整え、食べる時間を決めましょう。

　睡眠をたっぷりとり、適量の運動も行い、身体の調子を整えると良いでしょう。

　最近は、スーパーやコンビニエンスストアの惣菜や弁当も小分けのものが充実しています。食事がつくれない時やバランス良く食べたい時等には、利用しても良いかもしれません。

10回目　私の"いきいきリズム"

　第10回目のプログラムでは、健康的な身体を維持するために食生活リズムを整える大切さについて説明します。

　よく3食規則正しく食べることが大切と言われていますが、そもそも朝、昼、夕の食事にはどのような役割があるのでしょうか。

　まず、朝食の役割ですが、朝食を食べると体温が上昇します。睡眠中は身体の代謝は落ちるので、それに伴い体温は低下します。つまり起床した時には十分体温が上がっていません。冷えた身体を動かすのは大変です。特に高齢者はもともと体温が35度台と低い人が多く、体温も上がりにくいと言われています。また、起床時は覚醒も十分でなく、関節なども動きづらくなっていることから、転倒しやすい状態にあります。そこで朝食をとることで代謝と体温が上がり、覚醒度も上がり、身体も動かしやすくなるのです。また、体温が低いと、健康面にも影響が出てきます。免疫力が低下し風邪や感染症にかかりやすくなったり、栄養補給をしても代謝が悪く太りやすかったり、疲れやすい身体になるとも言われています。朝食は、栄養を補給し体温を上げ1日の活力を養う役割だけではなく、高齢者がいきいきした生活を継続するためにも欠かすことができないものと言えるのです。

　次に昼食の役割ですが、朝食で補給した栄養が足りなくなってくる昼頃に、午後の活動に向けて不足したエネルギーを補う役割があります。また、朝食と夕食だけでは1日に必要な栄養素を補うことが難しいので、昼食で栄養バランスを整える必要があります。昼食では、エネルギーになりやすいご飯や麺類等の糖質を中心に食べると良いでしょう。

　最後に夕食ですが、1日頑張った脳と身体の疲労を回復させ、質の良い睡眠をもたらす役割があります。眠っている時に、身体の疲労を回復させるホルモンが分泌されるので、よく眠れるように、油を多く使ったお腹にもたれるような食事は控えめにします。また就寝前の3時間は、食事をとらない方が良いでしょう。夕食では身体の疲労回復を高めるたんぱく質やビタミン、ミネラルを多く含む魚や肉、卵や豆腐等大豆製品のたんぱく質や野菜を中心に食べると良いでしょう。

　このように、1日3食を食べることで健康を維持し活力を養うことができます。さらに、この3食を決まった時間に食べることで、生活リズムは整いやすくなり、睡眠の質も良く

なります。しかし、忙しかったり、体調が悪くなったりすると食生活も狂いやすくなります。今までできていた洗濯や買い物、散歩等の日課ができなくなることで、生活のリズムが狂い、1食ぐらい食べなくてもいいかと思ったり、食欲がないという理由で昼食や朝食を抜いたり、夕食は簡単に済ませたりする人もいるかもしれません。このような生活が習慣化してしまうと、自分では体調の変化に気付くことが難しく、体調を崩してから初めて気付くことも少なくありません。

　そこで、健康的な食生活を続けるためにも、定期的に自身の食生活を確認してみましょう。次にある「今日もいきいきリズムでしたか」という食生活リズムチェック表に起床時間、朝食、昼食、夕食、おやつ、就寝時間、食欲やメニュー、食べた量、各食事の満足度の点数を記入してみてください。これらを寝る前に記入することで、1日の食生活リズムを確認できるようになっています。是非自分で記して、自分の食生活のリズムをチェックしましょう。今後は定期的に食生活を見直しながら、いつまでも健康でいきいきとした生活を続けてください。

今日も"いきいき"リズムでしたか？

活動	時間	食欲	メニュー	食べた量	満足度（5点満点）
起床	時　分				
朝食	時　分	ある・ない	和食・洋食・中華・その他	1人分／1/2人分／1/3人分／2〜3口程度	／5点
昼食	時　分	ある・ない	和食・洋食・中華・その他	1人分／1/2人分／1/3人分／2〜3口程度	／5点
夕食	時　分	ある・ない	和食・洋食・中華・その他	1人分／1/2人分／1/3人分／2〜3口程度	／5点
おやつ	時　分	ある・ない	和菓子／洋菓子／飲み物／その他	1人分／1/2人分／1/3人分／2〜3口程度	／5点
就寝	時　分				

【朝　食】身体を目覚めさせ1日の活力の源になる
【昼　食】スタミナが切れてきたころの栄養補給は、午後からの活動には必須
【夕　食】脳の疲労を回復させ、質の良い睡眠をもたらし明日への活力を養う
【おやつ】1日の足りないエネルギー補給と気分転換におすすめ

11回目　噛みにくい、飲み込みにくい

　第11回目のプログラムでは、しっかり噛んで飲み込むことの大切さについて説明します。

　食事は、栄養素を補給するためだけのものではなく、おいしさという食べる楽しみを与えてくれます。楽しい食生活を送るために、しっかり噛んで飲み込むことについて説明します。

　おいしさを味わうためには、料理を十分に噛み砕き、さらに唾液と混ぜ合わせ食塊をつくることで安全に飲み込まなければなりません。また、よく噛むことは、唾液や胃酸による消化酵素の働きが活発となり消化吸収が良くなると言われています。

　不自由なく噛めるためには20本以上の歯が必要と言われ、日本歯科医師会では80歳以上の方が20本以上の歯を持つことを目標とした8020運動を推進しています。8020運動の開始当初は80歳以上で20本以上ある方は7％程度でしたが、2005年には21.1％、2011年には38.3％となり達成率は上がっています。ただ、80歳以上の3人に1人はしっかり噛むことが難しいという報告もあります。

　肉やたくあん、せんべい、たこやイカを食べるために、18本から28本の歯が必要と言われています。食材を選ばずに好きなものを食べるためには、8020運動で言われるように20本以上の歯が必要であることがわかります。

　次に、具体的に食べやすい食品と食べにくい食品の話をします。今まで難なく食べることができたのに、最近食べにくい、飲み込みにくい食材がある人には特に注意しながら説明します。食べやすいと言われる食品は、お粥やヨーグルト、ポタージュスープ、ネクター、とろろ芋、ゼリー等咀嚼回数が少なく、さらにとろみがついていて喉越しが良い食品を言う場合が多いです。

　その反面、食べにくいと言われている食品は、キャベツやタケノコ、ごぼう等の繊維が多い野菜類や、カジキやブリ等の赤身の魚、肉類全般、フライの衣等が挙げられます。

　これら食べにくい食品の多くは、食物繊維が多い野菜や、熱を通すと硬くなりやすい肉や魚が多いため、高齢者にとっては噛み砕きにくく、強い咀嚼力や多くの咀嚼回数が必要となります。しかし、これらの食品には食物繊維やたんぱく質、ビタミンやミネラル等の栄養素が豊富に入っており、食べられないことで便秘になりやすく、また、免疫力が下がり体調を崩しやすくなるなど健康を損なうリスクが高まります。しかし、これらの食材を十分咀嚼せずに丸のみしてしまうと、消化不良を起こすだけでなく、嚥下機能の低下した高齢者では窒息や誤嚥が生じる可能性が高くなります。これらのことから、食べにくい食材を食べやすくする工夫が必要となります。次にその方法を紹介します。

　肉類や魚介類等たんぱく質が豊富にある食材は、食材の種類を変えたり、ミンチやすり身にしたりして食べるようにすると良いでしょう。店によっては魚のすり身の形でも売られていますので、そのような食材を取り入れることで、調理の負担を軽くすることもできます。イカの刺身は細かく切り込みを入れます。エビは身をつぶし、ホタテは格子状の切り込みを入れておきます。しゃぶしゃぶ用の肉に片栗粉をまぶして何枚も重ね、衣をつけて油で揚げればトンカツに。カレーライスも薄切り肉にすると食べやすくなります。しゃ

ぶしゃぶ用の肉は片栗粉をまぶして湯通しすることで喉越し良く食べることができます。ひき肉は豆腐を入れハンバーグにして醤油餡をかけることで、おいしく食べやすくできます。

繊維の多い野菜は、葉物であれば柔らかい葉先を使ったり、皮はできるだけ除き、カボチャ等皮付きで食べるものや厚みのあるものは隠し包丁を入れて柔らかく時間をかけて煮ます。白菜等は繊維を断つように横や斜めに切り、葉脈が気になる時はさらに刃先でたたいておきます。

果物についてはバナナや桃等は柔らかくそのままでも大丈夫ですが、りんごやなしは薄く切るかすりおろします。柑橘類は酸味が強くむせやすいので注意が必要です。

食　材	調理方法の工夫（例）
	・イカの刺身は細かく切り込みを入れます。 ・エビは身をつぶし、ホタテは格子状の切り込みを入れておきます。
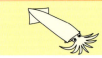	・しゃぶしゃぶ用の肉に片栗粉をまぶして何枚も重ね衣を付け油で揚げればトンカツに。カレーライスにも薄切り肉は大活躍します。 ・しゃぶしゃぶ用の肉は片栗粉をまぶして湯通しすることで喉越し良く食べることができます。
	・ひき肉は豆腐を入れハンバーグにして醤油餡をかけることで、食べやすくおいしくさらに栄養満点になります。
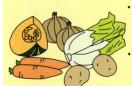	・野菜の皮はできるだけ除き、カボチャなど皮付きで食べるものや厚みのあるものは隠し包丁を入れて柔らかく煮ます。 ・白菜などは繊維を断つように横や斜めに切り、葉脈が気になるときはさらに刃先でたたいておきます。
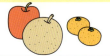	・りんごやなしは薄く切るかすりおろします。 ・柑橘類は酸味が強くむせやすいので注意しましょう。

対象者の中に、食べなくてはいけないことはわかっていても、ついつい噛みにくい、飲み込みにくい食品を避けてしまう人がいると思います。食べられない食べ物があると、食欲も低下しがちで食事量も減ってしまいます。さらに、魚や肉類や野菜類を食べにくいと感じ、避けている人がいたら、たんぱく質やビタミン、ミネラル等の栄養が不足する食生活を続けてしまっている恐れがあります。しかし自分では、食べていないことに気付くことは困難です。最近食べていない食材はないか、どのような食品が食べにくくなったかを再確認し、何か工夫ができないかを考えてもらうと良いと思います。

咀嚼機能や嚥下機能が大きく低下すると、食べ物を細かく刻んだり、水分を追加しミキサーで粉砕したり、とろみをつけたりしなければ食べられなくなります。しかし、このよ

うな処理をすると、食べ物そのものの形がなくなり、何を食べているか視覚的にわかりにくくなってしまいます。また、水分やとろみを追加することで味が薄まったり、変わったりするだけでなく、量だけが増えるので、食べる意欲も低下し、摂取するエネルギーや栄養素の量も十分でなくなってしまいます。そのような場合は、盛り付けを工夫したり、食材ごとにだし汁を加えてミキサーにかけ、形良くまとめる等の工夫をすることでおいしく食べることができます。

　しっかり噛めること、飲み込めることは、食への意欲を高め、おいしく食べられるだけではなく、健康な身体をつくり日常生活を継続するために必要な栄養素を適切に摂取することにつながるのです。食生活を楽しむために、定期的に歯科受診をしたり、お口の体操や歯磨き等もしっかり行いながら、何でも食べることができる口を維持することが大切です。

12回目　事後アセスメント

　事前アセスメントと同様の検査を実施し、その結果を事前のアセスメント結果と比較して提示することで、事前に設定した3か月間のプログラム内での目標が達成されたかを参加者自ら確認してもらいます。この時、目標が達成されていれば、この目標を維持するために、これまで行ってきた食事に関する工夫、行動変容等の継続が必要であることを伝えた上で、また新たな目標をつくって、それを達成するための方法を提示し、さらに栄養状態改善への動機付けを行うことが重要です。反対に目標が達成できていなかった人に対しては、再度動機付けを行うと共に、食事に関する別の工夫を紹介したり、食生活の習慣の改善等を提案し、栄養改善への意欲を継続させるよう支援します。

●監修

平野浩彦
地方独立行政法人　東京都健康長寿医療センター
歯科口腔外科部長　博士（医学）

●執筆者紹介

平野浩彦
地方独立行政法人　東京都健康長寿医療センター
歯科口腔外科部長　博士（医学）

菊谷　武
日本歯科大学　教授
日本歯科大学口腔リハビリテーション
多摩クリニック院長　博士（医学）

戸原　玄
国立大学法人　東京医科歯科大学大学院
医歯学総合研究科　老化制御系口腔老化制御学講座
高齢者歯科学分野准教授　博士（歯学）

小原由紀
国立大学法人　東京医科歯科大学大学院
医歯学総合研究科　口腔健康教育学分野講師　博士（歯学）

本川佳子
地方独立行政法人　東京都健康長寿医療センター
研究所社会科学系非常勤研究員　博士（食品栄養学）

飯島勝矢
国立大学法人　東京大学　高齢社会総合研究機構
教授　博士（医学）

渡邊　裕
地方独立行政法人　東京都健康長寿医療センター
研究所専門副部長　博士（歯学）

枝広あや子
地方独立行政法人　東京都健康長寿医療センター
研究所社会科学系研究員　博士（歯学）

村上正治
地方独立行政法人　東京都健康長寿医療センター
研究所社会科学系非常勤研究員　博士（歯学）
公益社団法人　東京都豊島区歯科医師会
あぜりあ歯科診療所　常勤歯科医師

白部麻樹
地方独立行政法人　東京都健康長寿医療センター
研究所社会科学系非常勤研究員　修士（口腔保健学）

実践！オーラルフレイル対応マニュアル

2016年10月7日　第1版第1刷発行

監　　　修　　地方独立行政法人
　　　　　　　東京都健康長寿医療センター　　平野浩彦

編集・発行　　公益財団法人東京都福祉保健財団
　　　　　　　〒163-0719　東京都新宿区西新宿2-7-1　小田急第一生命ビル19F
　　　　　　　TEL：03（3344）8632　　FAX：03（3344）8594
　　　　　　　URL：http://www.fukushizaidan.jp/

印刷・製本　　そうめいコミュニケーションプリンティング

ISBN978-4-902042-55-9
Printed in Japan　ⓒ東京都福祉保健財団

●許可無く転載・複製をしないで下さい。